デジタルデンティストリー
医療情報とデジタル画像 超入門

編集　有地榮一郎　勝又明敏　小林　馨
　　　櫻井　孝　藤田広志　本田和也

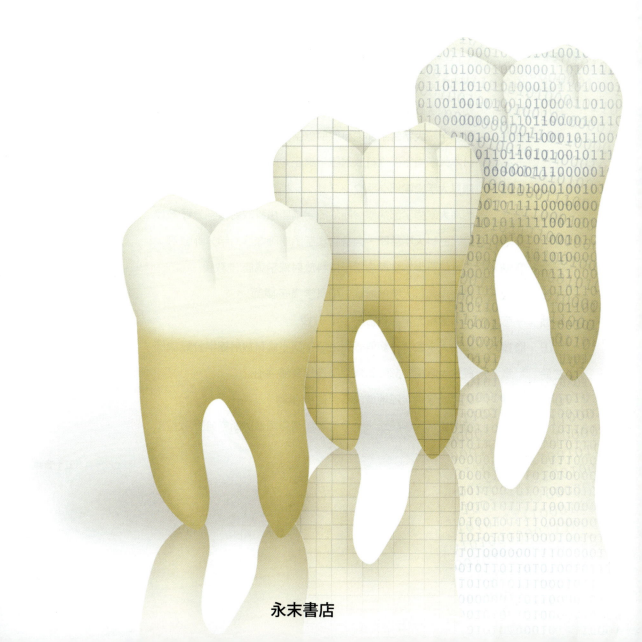

永末書店

編者・執筆者一覧

● 編集／執筆

有地榮一郎　愛知学院大学歯学部歯科放射線学講座 教授

勝又　明敏　朝日大学歯学部口腔病態医療学講座歯科放射線学分野 教授

小林　　馨　鶴見大学歯学部口腔顎顔面放射線・画像診断学講座 教授

櫻井　　孝　神奈川歯科大学放射線応用科学講座 教授

藤田　広志　岐阜大学大学院医学系研究科知能イメージ情報分野 教授

本田　和也　日本大学歯学部歯科放射線学講座 教授

● 執筆

荒木　和之　昭和大学歯学部口腔病態診断科学講座歯科放射線医学部門 准教授

井川　知子　鶴見大学歯学部クラウンブリッジ補綴学講座 助教

泉　　雅浩　愛知学院大学歯学部歯科放射線学講座 准教授

江島堅一郎　日本大学歯学部歯科放射線学講座 助教

小川　　匠　鶴見大学歯学部クラウンブリッジ補綴学講座 教授

奥村　泰彦　明海大学歯学部病態診断治療学講座歯科放射線学分野 教授

香川　豊宏　福岡歯科大学診断・全身管理学講座画像診断学分野 講師

河合　泰輔　日本歯科大学生命歯学部歯科放射線学講座 准教授

川股　亮太　神奈川歯科大学放射線応用科学講座 講師

末瀬　一彦　大阪歯科大学歯科審美学室 教授

原田　康雄　明海大学歯学部病態診断治療学講座歯科放射線学分野 講師

三島　　章　鶴見大学歯学部附属病院画像検査部 主任

山本　　健　鶴見大学歯学部地域歯科保健学 講師

湯浅　賢治　福岡歯科大学診断・全身管理学講座画像診断学分野 教授

（五十音順）

はじめに

　歯科医療情報のデジタル化は急速に進み、デジタルカメラで撮影した口腔内写真やデジタルエックス線装置による画像を提示しながら患者にインフォームドコンセントを行い、診療経過を歯科電子カルテに記録し、オンラインでレセプト請求する診療スタイルが日常的になりました。今日ではさらに、歯科用コーンビーム CT（CBCT）、インプラントシミュレーションシステム、補綴 CAD/CAM システム、矯正の分析システムなど、高度な医療機器が複雑なデジタルデータを造り出しています。

　医療情報のなかでも最も早くからデジタル化が進んできたのが、エックス線画像を初めとした医用画像の分野です。歯科でも普及著しい CT の画像は、世界で最初に実用化されたデジタル画像でした。経済産業省の『技術戦略マップ 2010』によると、「2030 年のくらしと医療機器」のなかで、医用画像の利用技術について以下の四つの項目が挙げられています。

　　①医療 IT 化による医療機関間での医用画像の共有化
　　②医用画像を利用した高度医療技術の開発
　　③医用画像を利用したコンピュータによる診断支援（CAD）の普及
　　④医用画像を利用した遠隔診断の普及

どの項目も、2030 年を待たずとも現在急速に進行中ですが、経営規模が小さく大規模な設備投資が困難、かつ診療放射線技師などの専門家が勤務していない歯科医院では、情報通信機器の整備や医用画像の利用に関して医科より大きく立ち遅れています。

　これからの歯科医療では、情報通信（ICT）や画像情報処理技術がますます大きな役割を担うことは間違いありません。そして、歯科医院においては、経営する歯科医師自身が、医用情報に関する必要な知識と技術をもたなければ、医療界全体のデジタル化に大きく遅れをとることになります。

　本書では、歯科医師が身につけるべき医療情報通信（ICT）について、コンピュータとネットワークの原理・原則から始まり、医療情報の特性と医療情報システムの現状を解説します。続いて、診断に用いる医療画像を中心としたデジタル画像処理から歯科診断機器と画像の詳しい扱い方、および画像処理の実践を学習します。さらに、デジタルデータを用いた造形と歯科 CAD/CAM、医療ロボットやバーチャルリアリティの応用が進みつつあるシミュレーションとナビゲーションの分野へと展開してまいります。

　今後は、歯科医師や歯科衛生士などの国家試験でも、デジタルデンティストリー領域に関する出題が増加すると思われます。基本知識を確認するとともに、試験対策の一助となることを目的に、各章の末尾に練習問題を掲載しました。本文と併せてご活用ください。

2014 年 12 月
朝日大学歯学部口腔病態医療学講座歯科放射線学分野 教授
勝又明敏

CONTENTS

第1章　コンピュータとネットワーク　　1

01 ▶▶ コンピュータ　　2

- ❶ コンピュータの基本構成　　2
- ❷ プログラム、ソフトウェア、アルゴリズム　　3
- ❸ ビット、バイト、データ　　3
- ❹ ファイル、フォルダ、ディレクトリ　　4
- ❺ 基本的なファイルの種類（形式）　　5

02 ▶▶ ネットワーク　　7

- ❶ 電信・電話の時代　　7
- ❷ ネットワークの発達　　8
- ❸ インターネット、LAN　　9
- ❹ クライアント、サーバ　　10
- ❺ 電子メールとホームページ　　11
- ❻ IP アドレス、ドメイン　　12
- ❼ クラウド（クラウドコンピューティング）　　15

03 ▶▶ データベース　　16

確認しよう！　　18

第2章　医療情報と電子カルテ　　19

01 ▶▶ 医療情報　　20

- ❶ 医療情報とは　　20
- ❷ 医療情報の標準化　　20
- ❸ 医用画像保存通信システム（PACS）　　22

02 ▶▶ セキュリティ　　24

- ❶ 医療情報システムへのアクセス権（認証）　　24
- ❷ 医療情報における個人情報　　25
- ❸ 情報の保護と匿名化　　26

03 ▶▶ 電子カルテ　27

❶ 電子カルテとは　27

❷ 歯科電子カルテ　31

❸ 歯科レセプトコンピュータ　32

確認しよう！　35

第3章　画像情報と画像処理　37

01 ▶▶ 医療画像の特性　38

❶ デジタル画像とアナログ画像　38

❷ デジタル画像の成り立ち　39

❸ 画像の濃度階調　41

❹ カラー画像の仕組みと表現法　42

02 ▶▶ DICOM 画像　43

❶ DICOM とは　43

❷ DICOM ファイルのスタディ、シリーズおよびイメージ　45

❸ DICOM ファイルのデータ量　46

❹ DICOM の（サービス）クラス　47

03 ▶▶ 医用画像で用いる画像処理　48

❶ 階調処理　48

❷ 観察・診断支援のための画像処理機能　49

❸ 画像フィルタ処理　50

❹ 周波数処理　51

❺ その他のフィルタ処理　52

04 ▶▶ 歯科エックス線画像　54

❶ 口内法（デンタル）エックス線画像　54

❷ パノラマエックス線撮影　59

❸ 頭部エックス線規格撮影（セファログラフィ）　63

❹ 歯科用コーンビーム CT（CBCT）　64

確認しよう！　68

第4章　特殊な画像と歯科用デジタルエックス線システム　71

01 ▶▶ 三次元画像　72
- ❶ 三次元画像とは　72
- ❷ さまざまな三次元表示法　77

02 ▶▶ コンピュータ支援検出／診断（CAD）とデジタルサブトラクション　80
- ❶ コンピュータ支援検出／診断（CAD）　80
- ❷ デジタルサブトラクション　85

03 ▶▶ 歯科用デジタルエックス線システムの概要　88
- ❶ アナログ情報とデジタル情報　88
- ❷ デジタルエックス線センサ（検出器）　89
- ❸ 画像表示装置　92
- ❹ 画像データ保管装置（PACS サーバ）　93

04 ▶▶ 遠隔画像診断　95
- ❶ 遠隔医療の概要　95
- ❷ 遠隔画像診断　96
- ❸ 歯科における遠隔画像診断　98

確認しよう！　99

第5章　デジタルデンティストリーの展開　101

01 ▶▶ 造形、歯科 CAD/CAM　102
- ❶ 造形　102
- ❷ 歯科 CAD/CAM システム　105

02 ▶▶ シミュレーションとナビゲーション　111
- ❶ シミュレーション　111
- ❷ ナビゲーション　114

確認しよう！　119

索引　121

第1章

コンピュータとネットワーク

この章のポイント

- コンピュータは、データを二進数（0か1の2通り）で処理する。
- コンピュータ（ハードウェア）に対する命令（処理）を記述したものがプログラム（ソフトウェア）。プログラムによる処理の手順をアルゴリズムという。
- コンピュータのデータの最小単位がビット、実際のデータ量を表示するのに用いられるのがバイトである。
- コンピュータのファイルの種類は、拡張子で識別する。
- ネットワーク上の通信の規則となるのがプロトコルで、現在のインターネットで使用されている標準プロトコルはTCP/IPである。
- ネットワーク上でサービスを提供するコンピュータがサーバ。サーバに対してさまざまな要求をするコンピュータがクライアントである。
- IPアドレスは、インターネットのアドレス（住所）を表す数字である。
- IPアドレスを意味のある文字列で表現したのが、ドメインである。
- データベースの機能は、並べ替え、検索、置換、集計、抽出（フィルタ）である。

第1章　コンピュータとネットワーク

01 ▶▶ コンピュータ

❶ コンピュータの基本構成

　産業技術の発達に伴い、19世紀末には、機械式の計算機を用いてさまざまな計算を行う「計算手」（主に女性）が研究開発現場で働くようになり、彼女たちはコンピュータと呼ばれました。第二次世界大戦では、弾道計算、防空識別、あるいは核兵器の開発に膨大な量の計算が必要となり、さまざまな機械式の計算機が考案され、実用化されました。

　その後、機械式の計算機は電動化／自動化されていき、現代のコンピュータにつながる二進法によるデジタルコンピュータが開発されていきました。二進法では、回路に電流が流れる（オン）か、否か（オフ）の切り替えにより計算が実施されます。この切り替えスイッチは、初期には電気機械（リレー）式であったものが、真空管、トランジスタへと進化し、1960年代から現在につながる集積回路の利用が始まりました（図1）。

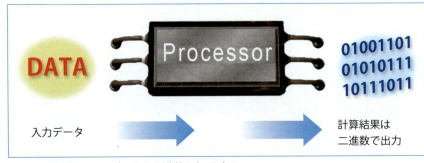

図1　コンピュータはデータを二進数で処理する

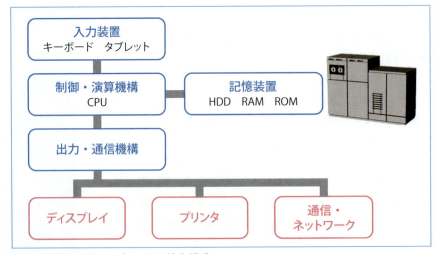

図2　ノイマン型コンピュータの基本構成

> ❷ 中央演算装置装置（CPU；Central Processing Unit）
>
> コンピュータの中心で情報処理を行う頭脳に相当する部分です。CPUの能力はビット幅で表されます。現在は32または64ビットのCPUが多く、32ビットのCPUならば、記憶装置へ1度にアクセスできる二進数の量は、2の32乗個（約40億）になります。

> ❷ 記憶装置
>
> 主な記憶装置には、以下のような種類があります。
> ・RAM（Random Access Memory）：記憶の書き込みと読み出しの可能なチップ（集積回路）。
> ・ROM（Read Only Memory）：あらかじめ記録された情報を読み出すことのみ可能なチップ。
> ・フラッシュメモリ：書き換えが可能で電源がなくとも記憶を失わないチップ。USBメモリなどに使われます。
> ・HDD（Hard Disc Drive）：金属ケースに密閉された磁気ディスクによる大容量の記憶装置。コンピュータのメイン記憶装置のほか、ビデオの記憶装置などでも使われます。
> ・SDD（Solid State Drive）：HDDと同様に使われる大容量の半導体記憶装置。

1945年、現代の汎用コンピュータの原型とされるノイマン型と呼ばれるコンピュータのシステム構成（アーキテクチャ）が発案されました。これは、中心となる◉中央演算装置（CPU）、◉記憶装置、命令（プログラム）、データなどの要素を備えたもので、この基本構成が今日のほとんどのコンピュータに踏襲されています（図2）。

❷ プログラム、ソフトウェア、アルゴリズム

コンピュータに対する命令（処理）を記述したものがプログラムです。プログラムによる処理の手順をアルゴリズムと呼びます。プログラムは、コンピュータの機械装置を示す「ハードウェア」と対比する意味で「ソフトウェア」と呼ばれます。ソフトウェアは、実行する機能によって、システムソフトウェアとアプリケーションソフトウェアに分類されます。

システムソフトウェアに含まれるのは、日本語で「基本ソフトウェア」と呼ばれるオペレーティングシステム（Operating System；OS）です。代表的なOSには、Microsoft社の◉Windowsシリーズや Apple社の◉Mac OSシリーズ、企業や研究機関が使うLinux、携帯電話（スマートフォン）向けのAndroidなどがあります。アプリケーションソフトウェアは、OSにあわせて作られ、あるOSで働くように開発されたアプリケーションソフトウェアは、基本的にはそのOSが動作するどのコンピュータでも利用できます（図3）。

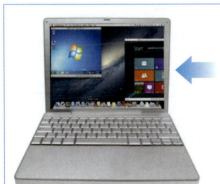

- 操作画面（インターフェース）を提供
- キーボードなどによる文字（言語）入力を制御
- ソフトウェア（アプリケーション）の動作環境を提供
- ファイルとフォルダの管理
- プリンタなどの周辺機器の制御
- 通信（ネットワーク接続）の制御

図3　オペレーティングシステム（OS）の主な役割

❸ ビット、バイト、データ

コンピュータのなかでは、プログラムも処理（計算）の結果も数字も文字も、すべてがデータとして扱われます。デジタルコンピュータが扱うデータの最小単位がビット（bit、単位b）です。英語の binary digit（二進数字）の略で、二進数の1桁のことです。コンピュータの情報はすべて二進数なので、この

・フロッピーディスク（Floppy Disk Drive）：ケースに入った磁気ディスクで、小型で廉価なため、1970年頃から90年代末まで小型コンピュータのデータ記憶に広く用いられました。

◉ **Windows**
1986年に最初のバージョンが発売された、アメリカ・Microsoft社製の基本ソフトウェア。さまざまなメーカーのコンピュータで使われ、世界のコンピュータのおよそ90%が使用しているといわれます。Microsoft社の創業者がビル・ゲイツです。

◉ **Mac OS**
アメリカ・Apple社が開発した同社のコンピュータ専用の基本ソフトウェア。1984年に登場して、直感的な操作が可能なグラフィカルユーザインタフェース（GUI）を搭載するなど、先進性に富んでいました。Apple社の創業者がスティーブ・ジョブズです。

桁数（ビット数）を増やすことが、情報量の増加になります。8ビット（二進数の8けた、2^8）は、十進数では0から255まで（256通り）を表現することができます。

　ビットが「データの単位」ならば、実際のデータ量を表示するのに用いられるのが、バイト（byte、単位B）です。1バイトは、8ビット（256通り）分のデータに相当します。

　データの量が多くなると、バイトにキロ、メガといった接頭辞を付けてキロバイト、メガバイトなどと呼ばれます。コンピュータは二進法で作動するので、従来の十進法接頭辞（例：1キログラム＝1,000グラム）ではなく、慣例的に、二進接頭辞を用いて表される（例：1キロバイト＝1,024バイト）ことが多くなっています（表1）。

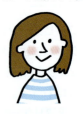

ビットとバイトの違いを理解しよう。

表1　情報量の単位

単位	英語名（省略形）	情報量（二進法）	データ量の目安
ビット	bit（b）	0か1	情報量の最小単位
バイト	Byte（B）	1B=8b	日本語1文字が2B
キロバイト	Kilo Byte（KB）	1KB=1,024B	30×30画素の小さなアイコンが約1KB
メガバイト	Mega Byte（MB）	1MB=1,024KB	大判の画像1枚、あるいは数ページの写真入り文書が約1MB
ギガバイト	Giga Byte（GB）	1GB=1,024MB	標準的な片面一層DVDの情報量は約5GB
テラバイト	Tera Byte（TB）	1TB=1,024GB	大きめのコンピュータの総記憶スペース量が約1TB

❹ ファイル、フォルダ、ディレクトリ

　プログラムやデータは、ファイルという単位でハードディスクなどの記憶装置に保存されます。コンピュータにおけるファイル（file）は、任意の内容を格納するための理論的な単位の一つです。ファイルの内容もさまざまです。たとえば、プログラムが入ったファイルは、プログラムファイルと呼ばれます。同様に、データベースファイル、文書ファイル、表計算ファイル、画像ファイル、音楽ファイル、動画ファイルなどがあります。

　ファイルは「フォルダ」という入れ物に入れて整理・管理ができるようになっています。コンピュータにおいて、複数のファイルをひとまとめにした概念がフォルダです。フォルダのなかにさらにフォルダを作成することもでき、階層構造によって細かい分類を表現することができます。WindowsやMac OSではフォルダと呼びますが、▶Unixや▶MS-DOSでは同様の概念を「ディレクトリ」と呼びます。

▶ **Unix**
アメリカ・ベル研究所から、1969年に初版がリリースされたOS。一般用コンピュータには向かないが、ネットワーク機能や安定性に優れてセキュリティ強度が高いことから、サーバなどで利用されています。他のOSを開発する土台としても用いられ、業務用の利用が多いLinux、携帯電話やタブレットのAndroid、Mac OSの現行のバージョンであるMac OS XなどはUnix系OSと呼ばれることがあります。

01 | コンピュータ

❺ 基本的なファイルの種類（形式）

コンピュータを使ううえで覚えておきたいのが、基本的なファイルの種類（形式）です。ファイルの種類は、ファイル名の最後の部分についた拡張子（ドットとアルファベットからなる）によって区別します。最近のコンピュータではファイル名で拡張子を表示せず、代わりにアイコンで区別することも多くなっています。

ファイルには、どの機種・アプリケーションでも共通に使われるファイル形式と、OS に固有のファイルで、Windows や Mac OS のみで使用する形式があります。たとえば、ブログやホームページで表示する内容を記述するのに使う HTML（ハイパーテキスト）と呼ばれるファイル形式は、どの機種・アプリケーションでも使われる共通ファイル形式です。

一方、アプリケーションのファイル（実行ファイル）は、同じ会社の同じ機能のアプリケーションでも、Windows 用と Mac OS 用では異なったものになります。また、ワードプロセッサや表計算などのアプリケーション専用のファイル形式もあり、ワードプロセッサソフトの Word ファイル、表計算ソフトの Excel ファイルなどが該当します。このアプリケーション固有のファイルは、OS が異なっても同じアプリケーションならば利用できるようになっています（表2）。

❯ MS-DOS
1981 年にアメリカ・Microsoft 社がリリースした OS で、文字どおりフロッピーディスクやハードディスクにディレクトリ構造を構築して制御する機能に特化していました。

❯ C 言語
1970 年代に開発され、現在も広く使われているプログラミング言語です。表現方式が簡潔で自由度が高い特徴をもちます。プログラミング言語を用いてテキスト形式でソフトウェアの設計図（ソースコード）を作成し、コンパイルという操作によって、コンピュータ上で実行可能な形式（マシン語）に変換して実行されます。

表2　主なファイル形式と拡張子
A.　全機種共通のファイル形式

名称	拡張子	種類	解説
テキスト	.txt	文字	文字データのファイル形式で、文字入力の基本となるほか、HTML 言語、❯ C 言語などのプログラムもテキストファイルで書かれる
HTML ハイパーテキスト	.htm .html	文書	ホームページに使用されるファイル形式。基本的にテキストデータで、タグと呼ばれるコマンド部分と本文部分から成り立つ
GIF	.gif	画像	インターネット上で使われる画像ファイルの一種。色数が少ない簡単なアイコン画像などを扱う際に多用する
JPEG	.jpg .jpeg	画像	デジカメやインターネット上で使われる色数が多く、形状が複雑なファイルを扱うのに最適な画像形式
MPEG	.mpg	動画	動画を含む映像ファイルの一形式。比較的圧縮率が高く、ネット配信にも使われる
PDF	.pdf	文書	Adobe 社が開発した、インターネットで文書ファイルを閲覧・交換するためのファイル形式
DICOM	.dcm .dcom	医用画像	エックス線、CT、MRI などの画像を、装置間で共用したり通信したりするためのファイル形式
LZH、ZIP	.lzh .zip	圧縮	ダウンロードやメール送信をスムーズにするために、ファイルやフォルダを圧縮して小さくした形式

5

B. OS に固有のファイル形式

名称	拡張子	種類	解説
ウィンドウズ・メディア・ビデオ	.wmv	動画	Windows の基本となる映像ファイル
ムービー	.mov	動画	Mac OS 標準の動画ファイル形式
アプリケーション（実行ファイル）	.exe	機能	Windowsにおいてアプリケーションを起動するファイル
アプリケーション（実行ファイル）	.app	機能	Mac OSにおいてアプリケーションを起動するファイル

C. ソフトウェア（アプリケーション）固有のファイル形式

拡張子	種類	ソフトウェア名
.doc　.docx	ワードプロセッサ	Word（Microsoft）
.xls　.xlsx　.xlsm	表計算	Excel（Microsoft）
.ppt　.pptx	プレゼンテーション	PowerPoint（Microsoft）
.psd	画像	Photoshop（Adobe）

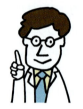

主なファイル形式と拡張子を覚えておこう！

02 ▶▶ ネットワーク

❶ 電信・電話の時代

　無線や電線で接続された2地点間の情報転送は、最初のコンピュータよりも前に存在していました。それは、電信と電話です。電気信号により遠隔地と文字や数字で通信する方法のなかで、アメリカのモールス符号による通信（1836年）が、遠い距離を正確に通信できる方法として実用化されました。これが電信の始まりで、1854年のペリーの2度目の来日の際に、アメリカ大統領から江戸幕府への贈り物として、日本にモールス電信機がもたらされました。電信から生まれた応用技術には、今日インターネットを通じて提供されているサービスに通じるものがあります。たとえば、電子メールがそれに当たり、今日のネット犯罪に通じる電信詐欺などもありました。

　電話は、1876年にアメリカのグラハムベルによって発明されて以来、急速に普及しました。電信・電話は、基本的には二つの地点（端末装置）だけを接続する通信システムです（図4）。コンピュータ同士の通信も、初期には電気的に接続された回線によって2台の装置をつなぐことからスタートしています。

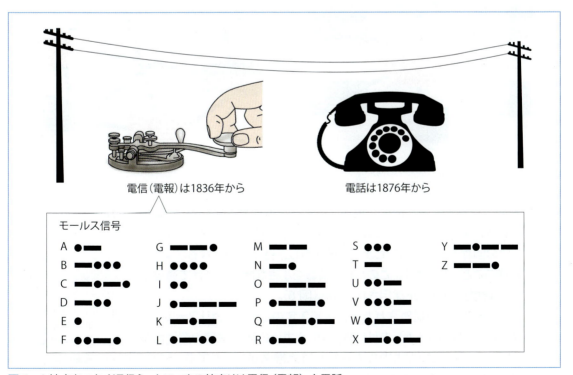

図4　2地点をつなぐ通信ネットワークの始まりは電信（電報）と電話

第1章　コンピュータとネットワーク

❷ ネットワークの発達

　インターネットに代表されるネットワークは、複数のコンピュータ同士をつないで膨大な情報をやりとりする手段として発達し、現在に至っています。

　ネットワークの始まりは大型のコンピュータと専用の端末を直接回線で結んだ、いわゆる中央集中型のシステムです。中心となる大型コンピュータと、専用の「端末」とが、専用回線で結ばれた大規模なものでした。日本で初めて、銀行のオンラインシステムが運用開始されたのは1964年、東京オリンピックのときです。

　大型コンピュータにトラブルが発生すると、すべてのシステムが停止してしまうことが、中央集中型ネットワークの欠点でした。また、大学や研究機関では、数少ない大型コンピュータを効率的に共有する方法の開発が、大きな課題になっていました。1960年代初頭、米国国防省の研究組織が中心となり、ARPANET（Advanced Research Projects Agency Network、アーパネット）と呼ばれるネットワークが構築されました。これは、1台の中央コンピュータに依存しない、独立した複数のコンピュータ間を結ぶ「分散型ネットワーク」で、今日のインターネットの起源とされています（図5）。

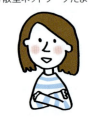

インターネットは分散型ネットワークだよ。

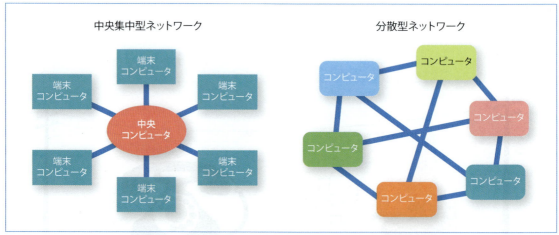

図5　ネットワークの分類

　接続と通信を管理するために、現在の❷ルータの前身となるInterface Message Processor（IMP）を備えていました。この分散型ネットワークでは、一つの回線を複数のコンピュータが共有し、行き先の異なるさまざまな情報が通ることになります。このため、情報を小さな断片に分けて通信する「パケット通信」の方式が採用されました（図6）。

　最初にネットワークが構築されたのは1969年のことで、カリフォルニア大学ロサンゼルス校（UCLA）をはじめとした4カ所の研究機関の間で構築されました。その後、アメリカ内外の企業や研究機関が参加してネットワークが拡張しました。日本で初めてのARPANETとの接続は東北大学で、ハ

❷ルータ
ネットワークとコンピュータ、あるいはネットワーク同士のデータ中継を専門とする装置。データをどのルートで転送するかを選択する働きをもちます。ケーブルで接続するもののほか、無線で接続するタイプもあります。

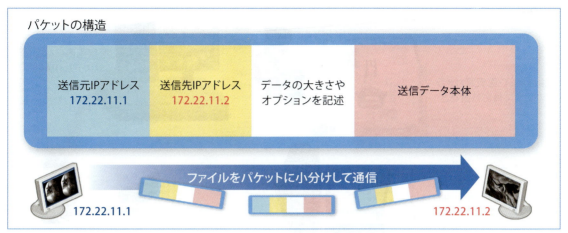

図6　パケット（IPパケット）の概念

ワイ大学を経由して1981年に結ばれました。ARPANETがバックボーンの一つとなり、利用目的を限定しない商用インターネットが登場したのは1990年になってからです。

　ARPANETが後のインターネットとして全世界に広がることとなったもう一つの要素が、「標準化された通信プロトコル」の採用です。プロトコルとは、互いの拠点で情報をやり取りするための通信のための決まり―「通信規約」です。これを標準化することで、異なったシステムで動くコンピュータの間でも、情報のやり取りが可能となります。現在のインターネットで使用されている標準プロトコルのTCP/IP（Transmission Control Protocol〈TCP〉／Internet Protocol〈IP〉）は、1983年にARPANETに採用されました。

❸ インターネット、LAN

　インターネットという用語の起源は、複数のネットワークを相互接続したネットワークである「インターネットワーク」（internetwork）です。しかし今日では、ARPANETを前身とする、特定の世界的規模のネットワークまたはネットワークシステムを表す用語となっています。電子メールやウェブ（ホームページ、ブログなど）は、インターネットを利用したサービスの一つです。

　現在のインターネットには、携帯電話やタブレットなどを含み数百億台の端末が接続されています。家庭用のコンピュータなどで ISP（Internet Services Provider、インターネット接続業者）を経由してインターネットにアクセスすると、そのコンピュータはインターネットという巨大なネットワークの仲間入りをすることになります。ゲーム機や携帯電話でアクセスした場合も同じです。世界規模であるインターネットに対して、同一建物内や同一敷地内においてコンピュータをつなぐ LAN（Local Area Network）と呼ばれるネットワーク形態があります。歯科医院のなかのコンピュータや医療機器で組まれたネットワークは院内LANと呼ばれます（図7）。

> **ISP (Internet Services Provider)**
> 「インターネット接続業者」のことです。光ケーブルや無線通信などを通じて、顧客である企業や個人のコンピュータをインターネットに接続するのが主な業務です。付加サービスとしてメールアドレスを貸し出したり、ホームページ開設のネットワーク上の場所（スペース）を貸し出したり、オリジナルコンテンツを提供したりしている業者もあります。

> **LAN (Local Area Network)**
> 地理的に狭い範囲のネットワークのことをいいます。企業、学校、病院、あるいは家庭のなかで、コンピュータや端末、周辺機器を高速な回線で接続し、自由なデータ通信を実現します。また、インターネットへの接続経路も共有することになります。医療施設のなかで、エックス線撮影装置、電子カルテ、会計（レセプト）システム、プリンタなどを結んだ形態を、院内LANと呼ぶことがあります。

第1章　コンピュータとネットワーク

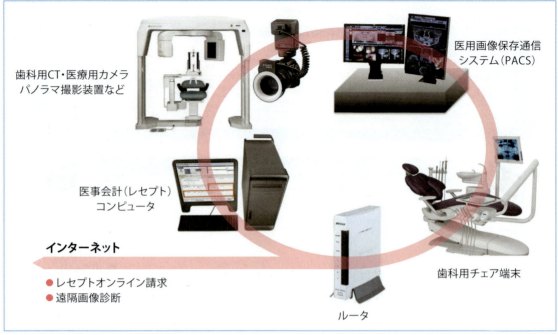

図7　歯科医院内ネットワーク（院内LAN）の概念

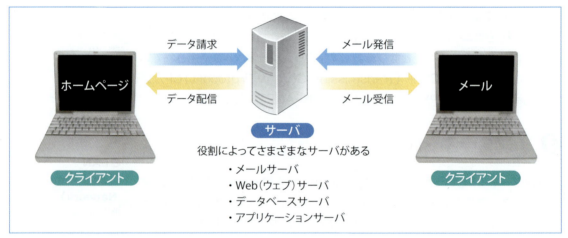

図8　要求するクライアントと要求に答えるサーバ

❹ クライアント、サーバ

　ネットワークは、中央集中型の大型コンピュータから独立した小型コンピュータへと移行が進み、その業態も集中処理から分散処理へとシフトしていきました。

　分散処理の考え方を応用したシステムの方式に、クライアント／サーバシステムがあります。この方式は、ネットワーク上のコンピュータの役割を、サービスを提供するサーバ（sever）と「顧客」に相当するクライアント（client）

に分けて処理します。要求に応じてサービスを提供するコンピュータがサーバであり、サーバに対してさまざまな要求をするコンピュータがクライアントです (図8)。

インターネットで使われているサーバの代表的なものとして、メールサーバとホームページのデータ提供／蓄積を提供する、WWW (World Wide Web) サーバ (Web サーバ) があります。メールサーバや WWW サーバを運営しているのは、インターネット接続業者 (ISP) や独自の LAN (WAN) を構築している大学、企業、組織などです。

❺ 電子メールとホームページ

コンピュータ同士を直接、あるいは電話や無線で結んだ状態でメッセージをやり取りする仕組みは、インターネットができる以前の 1960 年代から使われていました。現在の電子メールの原型は、1971 年に前述の ARPANET 上で開始されたものでした。メールアドレスを @ (アットマーク) を使って記述する方法や、TCP/IP における一群のプロトコルの一つとして、インターネットで電子メールを転送するプロトコル (通信規約) が整備されました (図9)。

インターネットが普及した大きなきっかけは、1991 年に始まったホームページ・サービスの仕組み、WWW (World Wide Web、略して Web) でした。1983 年、WWW の父とされる欧州原子核研究機構 (CERN) のティム・バーナーズ・リーが、基本的なアイディアとされている ENQIRE システムを開発しました。1990 年の秋には "World Wide Web：Proposal for a Hyper Text Project" を発表し、世界初の Web ブラウザと Web サーバが開発されています。さらに、翌年には WWW がインターネットで利用できるようになりました。

この WWW は、多くのコンピュータにあるさまざまな文書・画像などをリンクという概念で結びつけるホームページ・サービスで、これが、インターネ

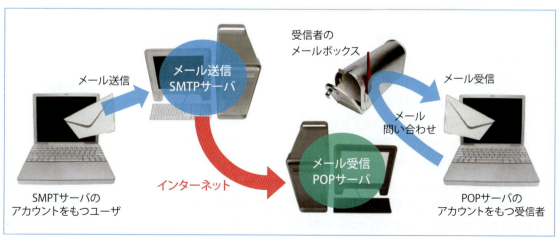

図9　メールの送受信

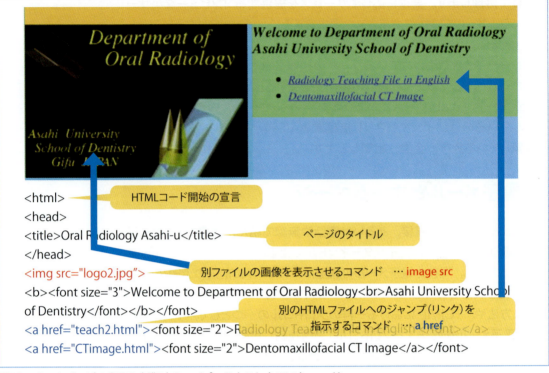

図10 ホームページの表示を制御するハイパーテキスト（HTML）コード

ットの成長の一つのきっかけとなりました。

　ホームページの内容は、◉ハイパーテキストで記載されます。現在、WWW 上で用いられているのは、HTML (HyperText Markup Language) と呼ばれるハイパーテキストです（図10）。

❻ IPアドレス、ドメイン

　ネットワーク上の情報（たとえばホームページ）にアクセスする場合、まず情報のあるコンピュータを特定できなくてはいけません。ネットワーク上に存在するコンピュータを「ノード」と呼びます。Web サーバ、メールサーバ、あるいはクライアントといったコンピュータの種類や役割にかかわらず、ネットワーク上に存在するすべてがノードです。インターネット上のノードは「IP アドレス」と呼ばれる数字であらわすアドレスで区別されます。

　IP アドレスはインターネットのアドレス（住所）です。世界中で通用し、その割り当ては国際的な非営利団体によって管理されています。管理されている IP アドレスを「グローバル IP アドレス」といいます。

　それとは別に、組織や家庭の LAN でも IP アドレスを使うと便利なので、LAN 内だけで自由に使える「プライベート IP アドレス」というのが使われます。四つに区切られた 3 桁の数字で表されますので、見た目は「グローバル」

◉ハイパーテキスト
コンピュータを利用した文書セットの一つであり、文書中に埋め込まれた「ハイパーリンク」をたどることによって、複数のページを渡り歩きながら気ままに閲覧（ブラウズ）することができます。通常のハイパーリンクは、ユーザがクリックできるようにハイパーリンクであることがわかるように表現されます。HTML のファイルは単なるテキストファイルなので、基本的には文書データしか存在しません。HTML に埋め込まれた画像データは、実際には個別のファイルです。

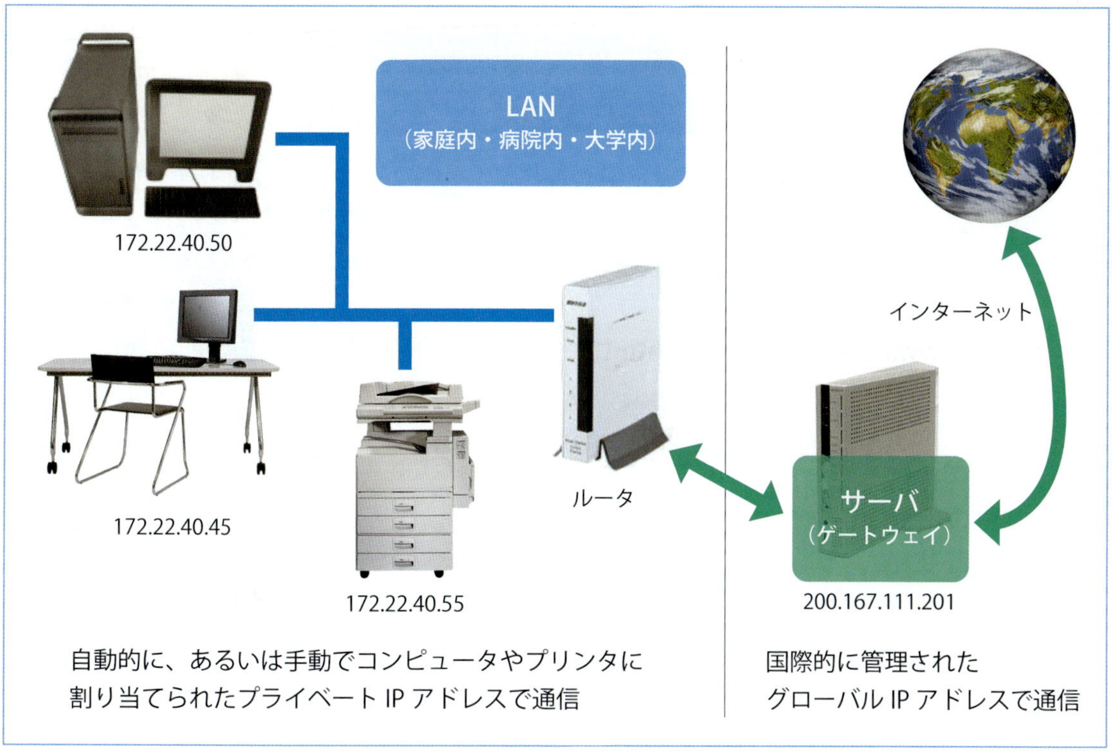

02 | ネットワーク

LAN
（家庭内・病院内・大学内）

172.22.40.50

172.22.40.45

172.22.40.55

ルータ

インターネット

サーバ
（ゲートウェイ）

200.167.111.201

自動的に、あるいは手動でコンピュータやプリンタに
割り当てられたプライベート IP アドレスで通信

国際的に管理された
グローバル IP アドレスで通信

図 11　グローバルとプライベート IP アドレス

か「プライベート」かの区別がつきません（図 11）。

　数値の羅列は直感的に把握しにくいものです。IP アドレスを数値ではな
く、意味のある文字列で表現することによって覚えやすくしようとする仕組み
が、●ドメインネームシステム（Domain Name System；DNS）です。（図
12）たとえば、ある大学の Web サーバが www.abcde.ac.jp とすると、「コ
マンドプロンプト」というソフトウェアで、ping www.abcde.ac.jp と入力
することで、210.168.112.184 という IP アドレスが表示され、IP アドレスと
ドメインネームが対応していることがわかります（数多くのアクセスが集中す
るサイトなどでは、ひとつのドメインに複数の IP アドレスが対応することが
あります）。ドメイン名もグローバル IP アドレスと同様に、重複しないように
国際的に管理されており、個人が勝手に設定することはできません。

　ドメインの仕組みをさらに進めたのが、URL（Uniform Resource
Locator）という考え方です。URL は、具体的な情報リソース（ファイル）
の指定方法です。URL では、プロトコル、ドメイン名（ホスト名）、フォルダ
名、ファイル名を組み合わせて、広大なネットワークのなかから一つのリソー
ス（ファイル）を特定します。たとえば、ホームページの URL を示すのであ
れば、WWW プロトコルを示す http:// や https:// が使われます（表 3）。

　コンピュータ同士のデータ交換を行う TCP/IP プロトコルでは、IP アド
レスにより通信相手のコンピュータを指定しますが、そのコンピュータ上で動い

●ドメインネームシステム（DNS）

DNS サーバは、ホスト名
と IP アドレスの変換処
理を提供します。しかし、
すべての DNS サーバが
世界中の IP アドレスにつ
いて対応関係を保持して
いるわけではありません。
DNS は柔軟なシステムで
あり、あるドメイン名の
IP アドレスを知りたくなっ
た場合、最初に問い合わ
せを受けた DNS サーバ
が、以前にそのアドレス
を変換した情報が残って
いればすぐに答えを返し、
その情報がない場合には、
自動的に上位のサーバに
階層的に問い合わせを行
う仕組みになっています。

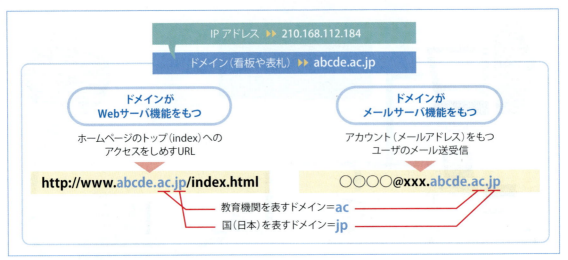

図12 IPアドレスとドメイン

表3　ネットワークで使用されるプロトコルの例

HTTP（Hypertext Transfer Protocol、ハイパーテキスト・トランスファー・プロトコル）
WebブラウザとWebサーバの間で、HTMLなどのコンテンツの送受信に用いられる通信プロトコルで、ハイパーテキスト転送プロトコルとも呼ばれる
FTP（File Transfer Protocol、ファイル・トランスファー・プロトコル）
ネットワークでファイルの転送を行う古いプロトコルである。セキュリティに問題があるとされ、現在では、FTPのかわりに、FTPSやSFTPといったプロトコルがよく用いられる
POP（Post Office Protocol、ポスト・オフィス・プロトコル）
電子メールで使われるプロトコルの一つで、ユーザがメールサーバから自分のメールを受信するときに使用します。現在は改良されたPOP 3（POP Version 3）が使用されている
MTP（Simple Mail Transfer Protocol、シンプル・メール・トランスファー・プロトコル）
インターネット上で電子メールを転送するプロトコルで、サーバ間でメールのやり取りをしたり、クライアントがサーバにメールを送信したりする際に用いられる

ている複数のプログラムのうちの一つを通信相手として指定するために、ポート番号を用います。IPアドレスを建物の住所にたとえるなら、ポート番号は部屋番号に相当します。

　一般的にネットワークに関して「ポート」「ポート番号」というと、コンピュータ同士の通信で使われるポートを指します。これは0から65535までの整数（16ビット相当）で表されます。個々のコンピュータにおいても、OSが周辺機器を制御するために、これとは違った「ポート番号」を割り当てて使います。これをCOMポートと呼び、COM 1、COM 2などと表わされます。

❼ クラウド（クラウドコンピューティング）

　クラウドコンピューティングは、ネットワークを中心としたコンピュータの利用形態で、今後の主流とされています。ソフトウェアの利用権やデータを保存するハードウェアなどは、ネットワーク越しにサービスとしてユーザに提供されます。具体的には、データセンターやそのなかで運用されているサーバ群がクラウドです。コンピュータ業界では「ネットワーク」の概念を雲（クラウド）で表すことが多いことから、この名称が定着しました。

　従来のコンピュータ利用では、ユーザがコンピュータのハードウェア、ソフトウェア、データなどを自分自身で保有・管理していたのに対し、クラウドコンピューティングでは、ソフトウェアパッケージの提供（Application）、アプリケーションサーバやデータベースなどのプラットフォームの提供（Platform）、ハードウェアやインフラストラクチャの提供（Infrastructure）を、インターネット経由で受けることになります（図13）。ユーザが持つコンピュータは、インターネットに接続する最低限の機能さえあればよいことになり、携帯電話やタブレット端末との違いはなくなっていくことでしょう。

　医療情報に関しても、電子カルテ（第2章03節①「電子カルテとは」参照）や医療画像データベースであるPACS（第2章01節③「医用画像保存通信システム（PACS）」参照）では、クラウド形式の導入が進みつつあります。

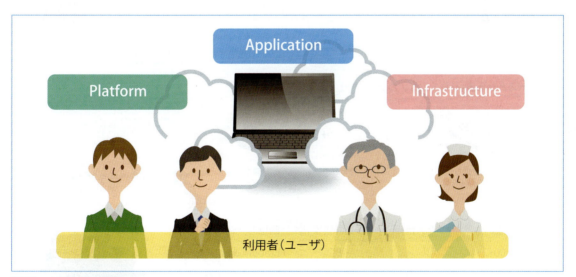

図13　クラウドの概念
ネットワーク経由でアプリケーション、プラットフォーム、インフラストラクチャが提供される。

03 ▶▶ データベース

　種類や用途に沿ってデータを集めて管理し、容易に検索・抽出などの再利用をできるようにしたものがデータベースです。住所録や電子カルテはもちろんのこと、インターネットでよく利用されている Google などの「検索エンジン」や、ウィキペディアなどの電子百科事典もデータベースの一つです。

　データベースに求められる基本的な機能は、並べ替え、検索、置換、集計、抽出（フィルタ）です。データベースには、ツリー構造でデータを格納／整理する「階層型データベース」や、網の目の形でデータを表現した「ネットワーク型データベース」がありますが、現在の主流はデータの集まりを表の形で表現するリレーショナル型のデータベースが主流です（図 14）。

　リレーショナル型のデータベースを作成してデータを管理し、検索や抽出、並べ替えなどの処理を行う「データベース管理」アプリケーションソフトには、オラクル社の Oracle Database、Microsoft 社の Microsoft Access などがあります。

　第 2 章で述べる、電子カルテや患者のエックス線画像などを蓄積・管理・表示する医用画像保存通信システム（PACS）も、本質的にはデータベースの一つです。電子カルテや画像管理システムでは、画面からは見えない形で、Microsoft Access や Oracle Database を利用したリレーショナル型のデ

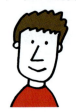

現在の主流はリレーショナル型データベースだよ。

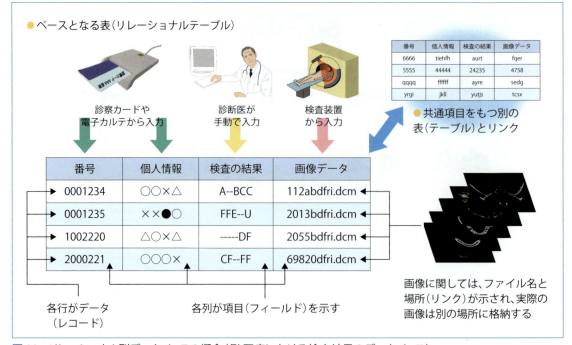

図 14　リレーショナル型データベースの概念（例：医療における検査結果のデータベース）

ータベースを構築して利用しているものがほとんどです。この場合、写真や動画などの大きなデータは別のファイルとして格納され、データベースの表には、ファイル名と場所が表されます。

上記のデータベース管理アプリケーションは、企業向けですが、グラフなどを作る「表計算ソフト」と呼ばれる Microsoft Excel も、リレーショナル型のデータベースの機能をもっています。また、一般ユーザでもかなり大規模なデータベースを構築できるアプリケーションとして、ファイルメーカー社が開発している FileMaker（ファイルメーカー）というデータベースソフトウェアがあります。

一般のデータベース（たとえば、学生の成績を管理するデータベース）では、どの学生もデータの項目数や量はほぼ同じで、学年とともにデータが増えてゆきます。しかし、電子カルテなどの医療データベースでは、病気の軽重、治療期間や通院間隔などが患者により異なるため、データ項目の数や書き込まれる内容が患者によりまちまちとなり、蓄積されるデータ量が時間の経過に比例しないなどの特徴があります。

（勝又明敏、櫻井　孝、藤田広志）

第1章　コンピュータとネットワーク

確認しよう！

01 コンピュータの OS やアプリケーションに依存せず、主に画像を取り扱うファイル形式の拡張子はどれか。2つ選べ。

a　.jpg　　　　b　.doc
c　.exe　　　　d　.dcm
e　.xls

［解答］　**a, d**

［解説］　JPEG は、デジカメやインターネット上で使われる画像ファイルを扱う形式です。DICOM はエックス線写真、MRI、CT などの医用画像データを扱います。

02 インターネットについて正しいのはどれか。2つ選べ。

a　中央集中型ネットワークである。
b　プライベート IP アドレスで通信する。
c　ドメイン名はユーザが任意に設定する。
d　URL を入力すると情報にアクセスできる。
e　データ交換は TCP/IP プロトコルで行われる。

［解答］　**d, e**

［解説］　インターネットは分散型のネットワークで、グローバル IP アドレスで通信が行われています。また、ドメイン名は国際的に管理されています。

03 医療情報データベースの特徴について誤っているのはどれか。1つ選べ。

a　患者単位の時系列データである。
b　患者ごとに発生するデータ項目が異なる。
c　同じ項目でも患者ごとにデータ量が異なる。
d　データ項目数が多く、形式もさまざまである。
e　患者の経過時間に比例した量のデータが発生する。

［解答］　**e**

［解説］　蓄積されるデータ量は必ずしも経過時間に比例しません。たとえば、重症の患者では時間が短くても検査内容や記録が多くなります。

04 1ギガバイトと等しいのはどれか。1つ選べ。

a　1,024b　　　　b　1,024KB
c　1,024MB　　　d　1,024GB
e　1,024TB

［解答］　**c**

［解説］　1ギガバイト＝ 1GB ＝ 1,024MB

第2章

医療情報と電子カルテ

この章のポイント

- 医療情報管理の中心が、病院情報システム（HIS）である。
- DICOM画像を表示して管理運用するデータベースシステムが、PACS（パックス）である。
- 診療録（カルテ）、処方箋、検査所見記録、エックス線写真、紹介状などは患者の個人情報である。
- 個人情報を扱う医療情報システムは、使用（ログイン）に際してパスワードなどのセキュリティ（安全管理）対策が必要である。
- 医療情報システムのデータには、「見読性」「真正性」「保存性」（電子保存の三原則）の確保が必要である。
- 診療報酬明細書の作成に用いられるのが、レセプトコンピュータである。

01 ▶▶ 医療情報

❶ 医療情報とは

医療情報とは「医療に関する情報」であり、次の項目があります。
　①患者の氏名、生年月日、住所など
　②診察中のカルテに記載された記録
　③各種検査結果、画像データ、投薬、治療方針など

これらのデータは個人データとしてデジタル化され、コンピュータに保存されます。また、必要に応じて治療の経過、レセプト、疾病のEBMを確立するための研究などに使用されます。したがって、個人の医療に関するあらゆる情報が管理されていて、第三者に漏洩されてはならない重要なものです。

医療情報に含まれる各種病院の管理システムは、図1に示したように、それぞれの事務・診療部門のコンピュータシステムが連結して、病院全体の運営がスムーズに行われています。

> **● EBMの確立**
> 根拠に基づいた医療（Evidence-Based Medicine）の意味です。医療行為を行うにあたり、科学的に立証された根拠の基に診療を行わなければなりません。専門分野・学会などで広く認められた医療行為を患者とともに決定する根拠となる、治療効果、副作用、予後のデータを情報収集するために、デジタルシステムが活用されます。

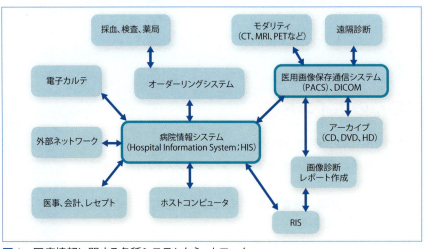

図1　医療情報に関する各種システムとネットワーク

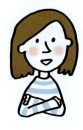

医療情報で最も重要なのは守秘義務だよ。

❷ 医療情報の標準化

医療情報システムは、表1に示したように、各目的に即したシステムが構築されています。それらシステムはネットワークで結合し、それぞれの情報が共有され、端末のコンピュータでモニタ上に同時に表示されるようになっています。それぞれの情報が交換（コミュニケーション）される場合、双方の共通に使用できる言語が必要になってきます。特に近年、他の医療施設との情報共有が行われるようになり、院内のみならず日本国内で情報の交換

> **●病院情報システム（HIS；Hospital Information System）**
> HISは、病院内の各種情報の連携システムです。病院の情報（電子カルテ、診断画像・治療・医事会計・検査・薬の処方など）を管理・連携するように設計された、統合化情報システムのことです。詳しくは、患者基本情報の登録、病名登録、入院基本情報、投薬処方、検体検査オーダ、画像・生理検査オーダ、注射オーダ、手術オーダ、輸血オーダ、処置オー

01 医療情報

表1 医療情報に関する管理システム

❯ 病院情報システム（HIS）	自動受付、電子カルテ、医事会計、薬局管理、画像管理などのシステム
電子カルテシステム	診療録のデジタル化、各システム参照
オーダリングシステム	検査オーダ、処方、画像検査結果参照、医事会計などの運用
医用画像保存通信システム（PACS）	DICOM データの管理システム
レセプト電算処理システム	診療録からレセプトのデジタル処理
遠隔医療システム	遠隔医療の通信プロトコルによる診療システム
放射線科情報システム（RIS）	放射線検査の予約、結果などの管理システム

表2 歯科疾患と ICD-10 の病名コードとの対応

	病名	ICD-10 コード		病名	ICD-10 コード
1	急性歯肉炎	K050	12	象牙粒	K042
2	化膿性歯肉炎	K051	13	第2象牙質	K043
3	急性歯周炎	K052	14	急性化膿性根尖性歯周炎	K044
4	歯周炎	K053	15	根尖性歯周炎	K045
5	若年性歯周炎	K054	16	外歯瘻	K046
6	根分岐部病変	K055	17	歯槽膿瘍	K047
7	完全埋伏歯	K01	18	歯根嚢胞	K048
8	下顎骨性完全埋伏智歯	K010	19	根管異常	K049
9	埋伏智歯	K011	20	欠損歯	K081
10	急性歯髄炎	K040	21	顎堤異常吸収	K082
11	歯髄壊死	K041	22	残根	K083

が行われるようになってきており、医療情報の標準化が必須の要件となってきています。

　病名、検査データ、画像データ、レセプトのオンライン化など、ネットワーク上のコンピュータで、医療情報が間違いなく共有化が図られなければ、正確な情報が得られません。そこで、これらのさまざまなシステムで使用される情報が統一され、用語、単位、同義語の定義や整理、ファイル形式、コードの統一化が行われています。これには、❯ MFER、❯ HL7 などの規約、❯ IHE 活動などが関係します。

　「病名」は、厚生労働省および経済産業省が設立した医療情報システム開発センターで、病名と病名コードが標準化されて対応しています。

　病名のコード化は、疾病および関連保健問題の国際統計分類 ICD-10 （International Statistical Classification of Diseases and Related Health Problems）が使用され、日本語の病名と関連付けが行われ、病名コードとして使用されています。主な歯科疾患の対応を、表2 に示します。

ダ、予約オーダ、給食オーダ、医事会計システム、看護システム、物流システムなど、さまざまな病院内情報が考えられます。

❯ MFER
（Medical waveform Format Encoding Rules：医用波形標準化記述規約）
心電図や脳波などの医用波形は、現状ではまだ画像として保存している施設が多いのですが、波形のままで保存する規約として開発されたのが MFER です。

「画像情報」は、医用画像の通信方法、画像の表示、保存方式などが標準化されたDICOM (Digital Imaging and Communication in Medicine) が使用されています（第3章02節「DICOM画像」参照）。インターネットなどのネットワークに接続した画像管理システム、撮影機器は、世界中で共通化し表示可能になっています。また、遠隔地診断などで個人情報、画像が転送され、有効利用されています。

このDICOM画像を表示、管理運用するシステムをPACS (Picture Archiving and Communication Systems) といい、デジタル画像データをモニタ表示することが可能になっています。

❸ 医用画像保存通信システム（PACS）

PACS（パックス）は、医療用DICOM画像（第3章02節「DICOM画像」参照）を集中的に保存し、必要に応じて観察（閲覧）や通信を行う医用画像のデータベースです。コンピュータ本体（ハードウエア）を含むシステムとして導入される場合も、ソフトウェア単体で供給されるものもあります。

PACSでは、蓄積された患者の画像データから、個人情報、検査法、検査日時などを基に、必要なものを検索して表示します。表示機能には、観察に適した拡大率や画像濃度の調節、およびCTやMRIの画像を三次元表示（第4章01節「三次元画像」参照）する機能をもつものがあります。また、画像をプリンタで出力したり、ネットワークに画像データを転送する機能も備えています。遠隔画像診断（第4章04節「遠隔画像診断」参照）などに画像を転送する場合に必要な通信セキュリティの機能が充実したPACSもあります（表3）。

歯科診療では、口腔内写真も大切な画像です。一部のPACSでは口腔内写真などのエックス線以外の画像もDICOMデータ化して取り扱います（図2）。歯科でのPACS普及は遅れていますが、歯科用CBCT（第3章04節④「歯科用コーンビームCT (CBCT)」参照）や遠隔画像診断の導入により、今後、必要性が増す医療機器です。

（奥村泰彦、小林　馨、勝又明敏）

❯ HL7 (Health Level Seven)

医療情報交換のための標準規約（コード）。患者基本情報、臨床検査、各種予約など、文字データに関する情報交換に用いられます。たとえば、「PID－患者識別」「PV1－来院（初診）」「AL1－患者アレルギー情報」といったコード化がなされています。

❯ IHE (Integrating the Healthcare Enterprise)

医療施設間での情報伝達、共有に関して、実際の業務形態（たとえば、A社のCTとB社のPACSとC社の電子カルテを運用する病院間における情報伝達など）にあわせた「業務シナリオ」をもとにして医療情報の統合を図ろうとしている活動です。各国の実情に合わせたIHEがあり、日本版はIHE-Jと呼ばれます。

PACSはDICOM画像のデータベースだよ。

表3 PACSの役割

機能	内容
データベース	DICOM画像データの蓄積、検索、表示
二次元画像処理	画像濃度／コントラスト調節、フィルタ処理、距離／面積計測
三次元画像処理	多断面再構築、ボリュームレンダリング、サーフェスレンダリング
通信・連携	患者持参画像などの取り込み、遠隔画像診断（依頼／読影）
印刷・出力	フイルム媒体、紙出力、画像ファイル、ムービー

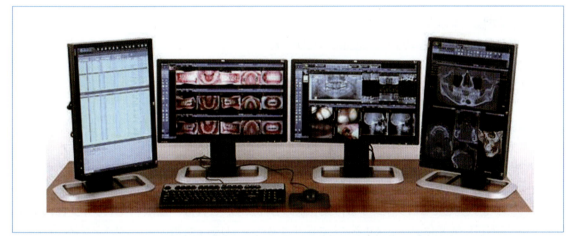

図2 PACS画面
エックス線画像と口腔内写真を同時に表示、閲覧できる。

文　献

1) 石田隆行，桂川茂彦，藤田広志監修：医用画像ハンドブック，オーム社，東京，2010，13-15.
2) 石田隆行，桂川茂彦，藤田広志監修：医用画像ハンドブック，オーム社，東京，2010，1419-1435.
3) 岡野友宏，小林　馨，有地榮一郎編：歯科放射線学，第5版，医歯薬出版，東京，2013，79-83.
4) 岡野友宏，小林　馨，有地榮一郎編：歯科放射線学，第5版，医歯薬出版，東京，2013，47-50.

第2章　医療情報と電子カルテ

02 ▶▶ セキュリティ

　デジタルエックス線写真や電子化された診療録（電子カルテ）は、患者の種々の個人の情報や医療に伴う情報（医療情報）が含まれます。そこで、これらを安全に管理し、漏洩したり、データを破壊されたりしない必要があります。

　国（厚生労働省）は「医療情報システムの安全管理に関するガイドライン」[1]を2005（平成17）年から公開しています。原稿執筆時点の最新版は、第4.2版（平成25年10月）です。各診療施設は原則として、この基準にそって医療情報のセキュリティ対策を行う必要があります。この内容は、電子的な医療情報を扱う際の責任のあり方から、物理的・技術的・人的安全対策、ネットワーク保存の際の基準など広範囲にわたります。

　ここでは、医療情報システムのユーザとして、歯科医師が理解しておきたい事柄について以下に説明していきます。

❶ 医療情報システムへのアクセス権（認証）

　医療情報システムの安全管理としては、技術的対策に分類されるものの一つです。コンピュータシステムでは、使用開始時にID（ないしはユーザー名）とパスワードを入力して▶ログインする作業を求められます。これは、権限のない者が不正に情報にアクセスすることを防止するセキュリティ対策の一つです。

　ログインの方法には大きく3通りあり、ID・パスワードのような利用者の「記憶」を用いる方法、指紋や静脈など人間の肉体の特徴を読み取り登録データと照合する「生体計測」（バイオメトリクス）する方法、ICカードのような「物理媒体」（セキュリティ・デバイス）による方法があります（図3）。

　IDは、キーボードやタブレットから入力します。パスワードは、通常、キーボードやタブレットで入力します。生体認証によるログインには、指紋、網膜、虹彩、顔貌、手掌静脈パターンなどの身体的特徴や声紋、筆跡などの行動的特徴を検出して照合する方法です。セキュリティ強度を考えた場合、これらのいずれの手段であっても、単独で用いた場合に十分な認証強度を保つことは、一般には困難とされています。そこで、最近では、ICカード+パスワードや、バイオメトリクス+ICカードのように利用者しか持ち得ない二つの独立した要素を用いて行う方式（2要素認証や2段階認証）が考えられてきています。

　これまで述べてきたログイン時のIDやパスワードは、「なりすまし」の対策としては有効ですが、入力者が長時間席を離れる場合など、ログイン状態のシステムを他人が使用することに関しては別に配慮する必要があります。

▶**ログイン（ログオン、サインイン、サインオン）**

コンピュータの利用開始時にユーザの身元や妥当性を識別して、ソフトウェアや情報へのアクセス権を取得するための操作のことです。コンピュータセキュリティに関する一般的な手法や手段の一部に組み込まれています。パスワードは認証のための手段の一つで、他の認証方法を用いることもあります。ちなみに、login(on)の「log」は、「logbook（航海日誌）」からきており、誰がいつからいつまで使用したかの記録、という意味が含まれています。

02 セキュリティ

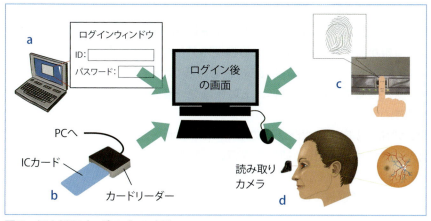

図3 個人認証（ログイン）の方法
aはIDとパスワードを手入力する方法、bはICカードを用いる方法、cは指紋認証、dは網膜認証を示す。

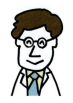

さまざまなログインの方法を理解しよう。

たとえば、席を離れるときには、必ずログオフ状態にする（▶クリアスクリーンポリシー）も、単純ですが有効な方法です。

また、一般ユーザは通常認識することはないのですが、医療情報システムは、通常、いつ、誰が患者情報にアクセスしたかや、どの情報が変更されたかの記録（ログファイル）が残る仕組みになっています。不正な書き換えがあったかどうかなど、ログファイルを精査することで確認できることがあります。

❷ 医療情報における個人情報

「医療・介護関係事業者における個人情報の適切な取扱いのためのガイドライン」[2]は、厚生労働省により2004年から運用されているもので、医療・介護分野で個人情報に相当するものの例として、以下のように挙げています。

（例）下記については、記載された氏名、生年月日、その他の記述等により特定の個人を識別することができることから、匿名化されたものを除き、個人情報に該当する。
○医療機関等における個人情報の例
　診療録、処方箋、手術記録、助産録、看護記録、検査所見記録、エックス線写真、紹介状、退院した患者に係る入院期間中の診療経過の要約、調剤録 等
○介護関係事業者における個人情報の例
　ケアプラン、介護サービス提供にかかる計画、提供したサービス内容等の記録、事故の状況等の記録 等

このガイドラインに示された基本的な考えとして、患者に対する適切な診

▶クリアスクリーンポリシー
企業内などでの個人端末のセキュリティ管理に関する概念の一つ。英国規格協会（BSI）が規定する、企業・団体向け情報システムセキュリティ管理ガイドライン（BS7799）で定められています。具体例としては、不正な操作や盗み見などによる情報漏洩を防ぐために、食事などで長時間自席を離れる際には、必ずログオフ処理を行うことや、ディスプレイの周りにパスワードを書いたメモを貼らないことなどが挙げられています。

断・治療等を行うためには、医師等の医療従事者が患者等から正確かつ詳細な情報を得ることが不可欠であること、さらに、医療分野における情報化の進展等により、個人医療情報が流通する範囲は、医療機関内外において拡大しつつあることを認めています。そのうえで、これらの情報の多くはきわめて個人的な情報であり、個人医療情報については、その保護を一層図っていく必要があるとしています。

一方で、医学の進歩や公衆衛生の向上および増進のためには、診断・治療等を通じて得られた個人医療情報を活用して研究等を行い、新たな治療法・医療技術の開発・普及等を進めていくことが不可欠であり、個人医療情報については適正な情報の利活用を図っていく必要があることも強調されています。

❸ 情報の保護と匿名化

個人情報保護法に加え、医師、歯科医師、歯科衛生士などには、患者の情報に関する守秘義務があり、違反した場合には罰則が科されます。医療情報を扱うコンピュータもネットワークに接続されるので、情報漏洩の仕組みを提供するようなウイルスやハッカーによるシステムへの侵入を防止するためのセキュリティソフトウェアのインストールは、患者情報保護の観点からも必要となります。また、廃棄されたコンピュータや電子保存媒体（メディア）からデータが読み出され、被害が発生した場合にも、医療者の責任が問われることになります。コンピュータの記憶装置やメディアを廃棄する場合には、内部データを読み出せないようにする配慮も必要となります。ハードディスクではデータの完全消去に関する規格が、アメリカ国家安全保障局（NSA）仕様やアメリカ国防省標準 DOD 5220.22-M などいくつか公開されており、それに適合するソフトウェアもさまざまなものが利用できるようになっています。

医療情報は、診療に利用されるばかりでなく、臨床研究と医療教育、あるいは新しい薬や医療技術の研究開発にとっても必要です。このように、診療以外の用途で活用される場合、患者の臨床データは、疾患の有病率や好発年齢などを調べる疫学的な研究を除いて、施設（大学や病院）の倫理委員会で、研究方法などに関する審査を受けて承認された後、本人あるいは保護者の承諾を得て使われることになります。個人の臨床データの保護のために、よく用いられるのは「❶匿名化」です。

（荒木和之）

❶匿名化
一般的には、個人情報から氏名、生年月日、住所など、個人を識別する情報を取り除くことで、特定の個人を識別できないようにすることをいいます。顔写真については、一般的には目の部分にマスキングすることで特定の個人を識別できないと考えられます。また、情報に、その人と関わりのない符号または番号を付すこともあります。特定の症例や事例を学会で発表したり、学会誌で報告したりする場合などは、氏名、生年月日、住所などを消去することで匿名化されると考えられますが、症例や事例により十分な匿名化が困難な場合は、本人の同意を得なければなりません。

文　献

1) 厚生労働省：医療情報システムの安全管理に関するガイドライン第 4.2 版（平成 25 年 10 月），〈http://www.mhlw.go.jp/stf/shingi/0000026088.html〉（2014.6.11）
2) 厚生労働省：医療・介護関係事業者における個人情報の適切な取扱いのためのガイドライン（平成 16 年 12 月 24 日施行、最新版：平成 22 年 9 月 17 日改正），〈http://www.mhlw.go.jp/topics/bukyoku/seisaku/kojin/〉（2014.6.11）

03 ▶▶ 電子カルテ

❶ 電子カルテとは

　コンピュータでカルテ（診療録）を作成・編集・管理し、データベースに記録する仕組みを「電子カルテ」と呼びます（図4）。日本には、診療録を紙媒体で5年間保存する●規則がありますが、1999（平成11）年より、一定の条件を満たすことを条件に電子媒体への保存が認められるようになりました。そして、その条件として「●見読性、●真正性、●保存性」の確保が定められました。

　狭義の電子カルテは、従来の紙媒体の診療録に相当する部分のみを指しますが、広義にその他診療に関する諸記録（検査結果、手術所見、エックス線写真、看護記録、歯科衛生士の業務記録など）、オーダリングシステム、画像診断管理システム、診療予約管理システム、医事会計システムなどと連携した総合的な医療情報システムを指す場合もあります。複数の診療科にまたがった受診がある病院などでは、受付から会計まで情報共有の効率化が図れます。

a. 医療情報システムの安全管理に関するガイドライン

　その後、目覚ましい情報技術の進歩とあいまって社会的にも情報化の要請は高まり、2004（平成16）年に「民間事業者等が行う書面の保存等における情報通信の技術の利用に関する法律」（●e-文書法）によって、原則として法令等で作成または保存が義務づけられている書面は、電子的に取り扱うことが可能となりました。さらに翌年、医療情報においても「厚生労働省

●**診療録の保存年限と開示**

歯科医師法第23条：「歯科医師は、診療をしたときは、遅滞なく診療に関する事項を診療録に記載しなければならない。前項の診療録であって、病院又は診療所に勤務する歯科医師のした診療に関するものは、その病院又は診療所の管理者において、その他の診療に関するものは、その歯科医師において、5年間これを保存しなければならない。」

●**見読性**

電子情報の内容を必要に応じて容易に肉眼で見読可能な状態にできること、および、情報の内容を必要に応じてただちに書面に表示（あるいは印刷）できることを意味します（適時すぐに読める

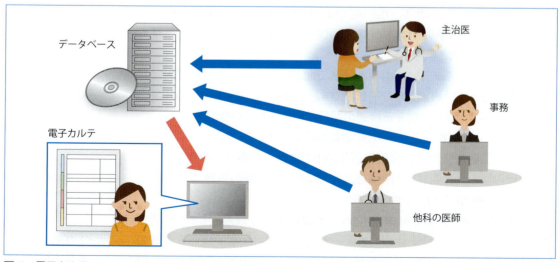

図4　電子カルテ
コンピュータサーバ上のデータベースに記録された診療録の情報は、ネットワーク内での情報共有と一元管理ができる。

第2章 医療情報と電子カルテ

の所管する法令の規定に基づく民間事業者等が行う書面の保存等における情報通信の技術の利用に関する省令」(e-文書法省令)が発出され、「法令に保存義務が規定されている診療録及び診療諸記録の電子媒体による保存に関する通知」、および「診療録等の保存を行う場所について」に基づいて作成された各ガイドラインを統合し、新規に法令に保存義務が規定されている診療録および診療諸記録の電子媒体による保存に関するガイドライン(紙等の媒体による外部保存を含む)、および医療・介護関連機関における個人情報保護のための情報システム運用管理ガイドラインを含んだガイドラインとして、「医療情報システムの安全管理に関するガイドライン」が作成されました。

このガイドラインは初版より随時改訂が行われてきましたが、無線 LAN の普及によって変化するセキュリティ要件や自然災害・サイバー攻撃による IT 障害対策など、非常に難解なものとなった結果、「情報技術に関する専門的知識が必要であり、さらに多大な設備投資等の経済的な負担を伴う」、「医療機関及び医療従事者の本来業務である良質な医療の提供のために費やされるべき労力や資源が情報化に対して過大に費やされる」といった指摘を受けて、第 4 版における全般的な改訂を経て、2013(平成 25)年 10 月の時点で第 4.2 版となっています。つまり、このガイドラインは、電子カルテを開発・販売するメーカーだけでなく、導入し運用する医療機関の管理指針、また、システムを利用するすべてのユーザーが ❯遵守する必要があります [1]。

b. 電子カルテのメリット・デメリット

診療録が電子化されることによって、数々の恩恵がうけられることは想像に難くありません(表4)。多くのメリットを挙げることができますが、一方でその恩恵に相反するようにデメリットも生まれてきます(表5)。

この他にも、メーカーの倒産などで、他社の電子カルテシステムへ変更を余儀なくされる場合も想定されるため、他のシステムへの互換性や継続性も重視されるべきです。しかし、現時点では、他のシステムへの乗換えが容易な電子カルテ製品は多いとはいえない状況にあります。

c. 紙媒体との併用と原本性

診療録は、医師法あるいは歯科医師法で記載が義務づけられた文書であり、診療報酬請求の根拠ともなるものです。処置を行ったとしてもカルテに記載がない場合、診療に関する経過の記録に記載されていないのであれば、その行為を行った証拠がないということになります。

診療録は、医療法や個人情報保護法のもとに請求があった場合、開示が義務づけられています。健康保険法にもとづく保険診療の指導や医療訴訟においては証拠としての重要性が非常に大きいわけです。

ここで、開示すべき診療録の原本がどれにあたるのか理解しておく必要があります。具体的には見読性のある電子情報の原本とは電子媒体を指すのか、情報を紙媒体に印刷したものが原本とみなされるのかが問題となる場合が想定されるからです。従来の紙媒体に記録された診療録であれば、後

文章テキストに変換できること)。

❯真正性

正当な権限において作成された医療記録に対し、虚偽入力、書き換え、消去および混同が防止されており、かつ、第三者から見て作成の責任の所在が明確であることです。なお、混同とは、患者の取り違えなどを指します。

❯保存性

記録された情報が法令等で定められた期間にわたって真正性を保ち、見読可能にできる状態で保存されることをいいます。保存性を脅かすものとして、以下の例があります。
①ウイルスや不適切なソフトウェア等による情報の破壊および混同等
②不適切な保管・取扱いによる情報の滅失、破壊
③記録媒体、設備の劣化による読み取り不能または不完全な読み取り
④媒体・機器・ソフトウェアの整合性不備による復元不能
⑤障害等によるデータ保存時の不整合

❯e-文書法

「民間事業者等が行う書面の保存等における情報通信の技術の利用に関する法律」(平成 16 年法律第 149 号)
・文書の電磁的保存に関する 4 要件
見読性(Visibility)
完全性(Integrity)
機密性(Confidentiality)
検索性(Availability)

❯ガイドラインの遵守

個人情報保護法および e-文書法が、医療分野にお

03 電子カルテ

表4 紙カルテと電子カルテの比較

		紙媒体のカルテ	電子カルテ	将来の展望
導入・保守	初期投資	○ 容易	× 非常に高価	低価格化
	維持	○ 低コスト	× 高価	
	互換性	○ さまざまな用紙をまとめて保管することが可能	△ 他機種間との互換が不完全	各社の仕様統一と完全互換性の確立
	エコロジー（用紙）	× 用紙の利用は必須	△ 一部の用紙の使用を削減できる	完全ペーパーレス運用
	エコロジー（電力）	◎ 使用しない	× 電力の利用は必須	
保管	場所	× 物理的な収納場所が必要	◎ 省スペース性に優れる	クラウドや遠隔地データ保管
	整理	× 困難	◎ 容易	
	遺失・破損	× 復元は非常に困難	△ バックアップデータからの復元	遠隔地データのバックアップ
運用	災害時	△ 遺失・破損していなければ使用できる	× 停電時は記載も参照もできない	
	診療録記載の習熟	△ 診療録記載の要件の熟知が必要	△ パソコン操作の習熟が必要	
	記載にかかる時間	△ 筆記速度と文字数に依存する	◎ 短時間で必要十分な記載も可能	ユーザインターフェースの改良
	見読性	△ 乱筆により判読困難となる	◎ 文字が読みやすい	
	一覧性	○ 用紙サイズに依存	△ 画面サイズとレイアウトに制限される	大型ディスプレイなどの導入
	不慮の中断	○ 特別な問題は発生しない	△ プログラムエラーで中断を強いられる	ソフトウェアの改良
	情報の一元管理	× 困難	◎ 可能	経営戦略や問題分析への応用
	検索	× 人的労力に依存	◎ 非常に優れる	
	診療情報の可搬性	× 人的労力に依存	◎ ネットワーク内では容易	ネットワークの拡大、クラウドストレージ
	医事・会計の労力	× 人的労力に依存	○ 一部の人員と時間を削減可能	無人受付・会計・精算システム

表5 電子カルテのメリットとデメリット

	メリット	デメリット
検索が容易	目的とする患者の情報をただちに利用できる	不必要な患者情報も参照が容易となる（個人情報の漏洩や医療情報の不適切使用）
日本語入力システム	うろ覚えでも漢字変換で一覧から選択できる	誤変換や誤字・脱字に気づきにくい
優れた見読性	乱筆でも画一的なフォントで記載される	固有の筆跡があらわれず、なりすましの判別が困難
省スペース性	大量の情報がコンパクトに保存される	盗難や漏洩、データ破損事故などの発生時には被害が大きい
機械的入力デバイス	筆記より速い文字入力が可能	ポインティングデバイスでの図示・描画は筆記より劣る
提携フォーマット	フォーマットに沿った入力で省力化が図れる	フォーマット外の情報は記載／参照の自由度が低い

から記載内容が書き加えられたり削除されたりといった形跡が目に見える形で残るので、改ざんの防止になるのですが、電子化された情報では、記載の追加や修正を含め、後から改ざんされてもその痕跡がわかりにくくなります。

この点もふまえ、電子保存の三原則に沿った医療情報システムのガイドラインには、診療録およびその他診療に関する諸記録の原本性を保証するための記載もみられます。原本は修正や改ざんがされていないことが明らかであるか、修正・加筆がある場合はその痕跡が明らかにできるかといった視点に基づき、考えられています。

法令等による作成や保存が定められている文書のうち、e-文書法の対象範囲となっていない医療関係文書等については、たとえ電子化したとしても、その電子化した文書等を、法令等による作成や保存が定められた文書として扱うことはできないため、別途作成・保存が義務づけられます。

たとえば、抜歯などを行った際に、抗菌薬や鎮痛剤を投与する場合、処方箋の電子的発行（紙という物体の移動を伴うことなく患者へ処方できる仕組み）が認められていませんので、紙に印字された処方箋に、処方医の記名押印または署名が必要になります。

また、他院からの診療情報提供書や、同意書・承諾書などのように、紙の書面に記名押印や署名がなされた書類は、スキャナなどを使用して画像データ化し、電子カルテからいつでも参照できるようにすることは容易です。しかし、画像データの捏造や改ざんの可能性をかんがみて、紙媒体を原本として保管しておく必要があります（図5）。

いて執行される際の指針となるもので、医療情報を取り扱う際の法令の執行基準となっています。ガイドライン自体に罰則はありませんが、ガイドラインに違反した状態は、法令を遵守していないとみなされる可能性が十分にあるということです。

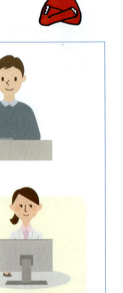

紙媒体の診療録と電子カルテでは、どんな違いがあるだろう？

図5　原本の保存
診療情報提供書や患者・医師らの署名や捺印のある紙媒体の記録は、原本として別に保管しなければならないが、スキャナを介して画像データ化し、画面上で参照することができる。

あるいは、ガイドラインに準拠した原本性保証（●電子署名とタイムスタンプにより、改ざんがなく原本であることを保証する）がなされていれば、スキャナで取り込んだ画像データを原本とみなすことができ、紙媒体は破棄できる場合があります。しかし、画像データの原本保証には、認証事業者との契約や通信のための専用回線の設置など、得られるメリットと比較して非常に導入コストが大きいという難点があります。

このように、法規的な要件をかんがみると、診療録をはじめとした医療情報システムは、現時点で完全なペーパーレス化を実現することは困難で、一部の紙媒体の保管を併用した運用が一般的であるといえます。

❷ 歯科電子カルテ

歯科医療分野における電子化は、他の医療分野に比べて遅れています。歯科のカルテには、口腔の状態を歯式として図示したり、1本ごとの歯に対して処置の履歴などを管理する機能などが求められます。多くは、従来からの紙媒体の診療録に似せた画面表示が基本となっており、要件を満たすように記載事項を順に入力し、不備があればアラートを表示する機能が実装されています（図6）。

また、診療記録や傷病名の記載以外にも、●歯科電子カルテに収納される情報は、歯科疾患管理や患者用情報提供文書など、関連法規や保険診

> ●**電子署名とタイムスタンプ**
> 監視などを行う行政機関等が電子署名を検証可能である必要があることから、「電子署名法の規定に基づく認定特定認証事業者の発行する電子証明書」あるいはそれらに準じた「民間の認証事業者の発行する電子証明書」が推奨されています。タイムスタンプは、電子署名を含む文書全体の真正性等を担保するために必要なものであることから、このガイドラインでは、財団法人日本データ通信協会が認定した時刻認証事業者のものを利用することを必要とします。

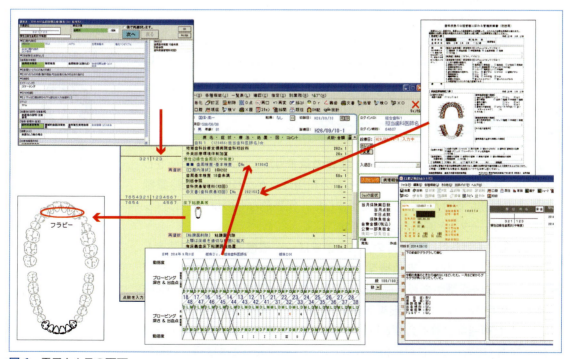

図6　電子カルテの画面
診療行為の入力は、傷病名に対応した処置一覧から選択することで該当する保険点数が自動的に入力され、請求内容も確認できる。診療録であるので、検査所見や指導内容もデータベースに記録されている。

療のルールに準拠した多くの要件を満たしている必要があります。
　保険診療の見直しは2年に一度行われますが、新たな診療点数が追加となる際には、その算定根拠としてさまざまな提供文書が追加されることがしばしばみられます。電子カルテから、これらの提供文書を印刷する機能をもっていても、2年ごとに新たな用紙フォーマットの追加や修正を余儀なくされるため、システムの保守・改訂は半永久的に必要となるといえます。
　多くの専門的診療に対応できなければならない医科の電子カルテではもちろんですが、単科に特化した歯科電子カルテでさえも、ときには紙媒体の診療録と比較してさまざまな制限が生じます。歯科の場合、歯の形態については、どの患者においてもおおむね同じ特徴を備えていますので、あらかじめ用意された画像のテンプレートを挿入し、治療箇所の図示をするのは比較的簡単に利用できます。
　一方、より細かな所見の図示や歯列不正の表現、さまざまな欠損形に合わせた義歯の設計の図示などは、いまだ紙媒体のカルテよりも困難です。同様に、紙のカルテであれば、図でも文章でも丸で囲んだりといった記載は簡単ですが、電子カルテではプログラムに実装されていない機能を用いることは非常に困難です。診療の記録における不自由さが目立ち、電子情報化のメリットがほとんど活かされていない製品も残念ながら少なくはありません。
　医療分野に限らず、インターネット上でのショッピング、日常における預貯金の出し入れや旅客券の券売機などと比較しても、不自由に感じる点がまだまだ解決されていないのが現状です。歯科電子カルテは発展途上にあると捉えるのがよいかもしれません。
　現在の電子器機の水準では決して不可能な機能ではないと思われるのですが、歯科のニーズがうまく電子カルテベンダー（開発者）に理解されていない部分があるようです。

❸ 歯科レセプトコンピュータ

　電子情報として記録された診療録を狭義の電子カルテという旨の説明をしましたが、医療機関におけるコンピュータの利用は、かなり以前から診療録よりも医療事務に取り入れられてきていました。代表的なものがレセコン（レセプトコンピュータ）と呼ばれるものです。
　保険診療における保険給付分の支払の請求は、医療機関が直接保険者とやり取りするのではなく、支払機関（国保連合会、各地の社会保険支払報酬基金）へ診療報酬明細書を提出し、適正であるかの審査を経た後、保険者に送られています。この明細書を作成するには、保険診療上のルールをはじめとした複雑な計算を必要とし、非常に高度な専門知識が要求されます。各被保険者（患者）ごとに月単位で作成し、提出にあたっては推奨される順に並べ替えたりと、かなりの煩雑な作業です。ここで、高度な計算機としてコンピュータが利用されるようになりました。

▶**歯科電子カルテに収納される情報**

診療記録や傷病名の記載以外にも以下のようなものが挙げられます。
・歯科疾患管理
・患者用情報提供文書
歯科疾患管理に係る管理計画書／後期高齢者在宅療養口腔機能管理に係る口腔機能管理計画書／新製有床義歯管理説明書／訪問衛生指導に関する説明文書／歯科口腔衛生指導説明文書／居宅療養管理指導説明文書／情報提供文書／補綴物維持管理説明書／補綴時診断説明書／お薬の説明書
・歯周検査
プラーク（2段階方式・4段階方式）、ポケット（1点法・4点法・6点法）、出血・排膿・歯石、動揺度の検査結果を登録。
・技工設計指示書　など

診療点数の見直しは2年に一度。電子カルテは、定期的なアップグレードが必要だよ。

03 | 電子カルテ

　毎回の診療の会計業務では、医療保険の種別や情報をレセプトコンピュータに入力すれば自動的に計算され、出力された請求書により患者に対して請求を行うことができます。

　これらの情報は蓄積され、月末に診療報酬明細（レセプト）、▶診療報酬請求書（総括表）の作成を行うことができます。

　わかりやすい例としては、日常生活での買い物の場面、たとえばコンビニで商品を購入する場合を考えます。レジではバーコードを読み取るか、あるいは商品に該当するキーを入力することで会計ができ、いちいち商品の単価を入力することは非常にまれになりました。レジ係が覚えていなくても、コンピュータにあらかじめ単価が記録されていることで会計に要する時間は非常に短縮され、間違いも劇的に少なくなります。

　同様に医療会計では、診療や検査項目をあらかじめコード化して点数を記憶させ、まるめ、包括、減額措置、その他の算定上のルール（表6）をレセコンに処理させることで、診療報酬の「取りすぎ」や「取り漏れ」といわれる過誤請求を防止することが容易になります。紙媒体の診療録の場合では、会計において診療録に記載されている診療項目をレセコンに入力するだけで、円滑な請求業務が成立するわけです。

　さらに、電子カルテと融合した医療情報システムでは、「▶発生源入力」による医事会計が利点として挙げられるようになります。歯科医師がカルテの記載を行うと算定すべき行為が電子カルテに入力されるので、会計時にあらためてレセコンに項目を入力せずとも、電子カルテ上の情報をレセコンに読み込ませることで請求が可能になるからです。

　そして、従来は紙に印刷して提出していたレセプト自体を電子情報のままやり取りをすることで、事務手続きの効率化や診療報酬明細の審査も、コンピュータ処理に対応させようとするレセプトの電子化が国策として行われています。

▶診療報酬請求書（総括表）
総括とは保険の種類ごとにレセプトを仕分けしまとめる作業。

▶発生源入力
オーダーエントリーともいいます。診療情報や行為が発生した場所で入力した情報を会計に送信し会計情報として反映させることで、医事業務であらためて会計入力をせずに済みます。発生源で入力された情報は会計だけでなく、検査や薬剤のオーダーに用いられるので、患者が到達する前から、依頼先では対応の準備が行え、患者の待ち時間を短縮できます。

表6　レセプト策定上のルール

まるめ	たとえば、血液検査等を何項目か行うと、それぞれ個別の点数累計ではなく、「何項目やったら何点」という点数計算の仕方を行うもの。レセプトコンピュータでは通常、検査のコードを打ち込むだけで自動的に規定された点数を算定できる。
包括	A、B、Cの三つの診療を行った際に、「Aを行った場合には、他のBやCの項目もAに含まれ、BやCの個別の点数は算定できない」というもの。行った診療のA、B、Cを三つとも入力しても、コンピュータでは、点数はAのみが算定されるようにでき、過誤請求の防止に有効である。
減額措置	多剤投与の場合、7種類以上の薬剤を出すと、所定点数の100分の90で算定する。ただし、ただ薬の数が7種類あればよいというわけではなく、1処方が20点以下であれば、たとえ何個あろうと1種類と数えるというような、薬を数える「行為自体に前提となるルールがある」もの。口内法（デンタル）撮影における14枚法に係る点数も減額措置がとられる。
その他	同じ診療行為を行っても、「初回は算定できるが2回目は算定できない」、「1カ月に1回しか算定できない」、「数カ月に1回しか算定できない」などのルールもある。

33

第2章　医療情報と電子カルテ

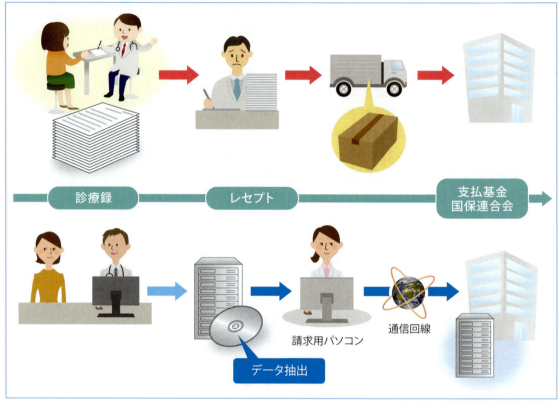

図7　オンライン請求の概念図
従来（上段）は診療録から患者ごとのレセプトを作成し、支払基金や国保連合会といった支払機関へ提出していたが、オンライン請求では、診療行為の発生源で電子カルテに入力された情報からレセプトデータが作成され、通信回線を通じて請求情報が提出される。

　レセプトのオンライン請求（図7）は、2011（平成23）年より完全義務化とする方針が掲げられていましたが、レセコンを使用せずに手書きで請求書を作成している医院や、医師が高齢などの理由でコンピュータでの請求作業に難渋するおそれのある医院、あるいはすでに使用しているレセコンがオンライン請求の機能に対応していないことや、オンライン化のためには回線の設置も必要との設備の経費上の問題が大きいということで、義務化から「2011年より原則化」へと方針が変更され、猶予期間が延長されました。
　現在の厚生労働省の省令規定では、2015（平成27）年4月以降の書面での請求は認められず、オンラインもしくはCDメディアの送付による電子レセプト請求が原則となりました。つまり、レセプトコンピュータは、実質的にすべての医療機関に使用が義務づけられていると解釈できます。

（山本　健）

文　献

1）厚生労働省：医療情報システムの安全管理に関するガイドライン第4.2版（平成25年10月），〈http://www.mhlw.go.jp/stf/shingi/0000026088.html〉（2014.6）

確認しよう！

確認しよう！

01 歯科の情報システムについて<u>誤っている</u>のはどれか。1つ選べ。

a 歯科の検査に歯周疾患検査がある。
b 病名には歯の部位を明示する必要がある。
c 処置の履歴は、歯単位でシステムに保持されている。
d 歯のない部位にも病名がつけられるようにされている。
e 部位を選択するとき、複数歯を同時に選べないようにされている。

［解答］ e

［解説］ 歯科の情報システムには歯周疾患検査などの各種検査があり、歯科独特の歯式といわれる位置情報を必ず入力する必要があります。治療に対する情報を入力する際、複数歯が同一病名の場合も、すべての歯についての位置情報を入力します。

02 電子カルテシステムの導入にあたって、必須となる事項はどれか。2つ選べ。

a 利用者の教育
b 紙カルテの撤廃
c 代行入力者の採用
d 運用管理規程の作成
e 医療機器ベンダの統一

［解答］ a、d

［解説］ 電子カルテシステムの導入にあたっては、医療情報、個人情報の管理がセキュリティに影響します。したがって、利用者のモラルを含めた教育がすべてになります。そのために、運用に対する管理規定を定め、それに則って利用することが重要です。情報漏洩は病院自体のダメージに直結することを認識することが重要です。

03 PACS について正しいのはどれか。1つ選べ。

a 放射線科における診療予約、診断レポートの情報管理システム
b 電子カルテに病名、治療内容を記入すること
c 臨床検査、入院・退院の情報管理システム
d CT、MRI、パノラマ撮影などの画像を保存、検索、解析するシステム
e 病院内の物流を管理するシステム

［解答］ d

［解説］ PACS（Picture Archiving and Communication Systems）は、画像保管管理システムのことであり、放射線科で撮影された画像を、電子的に保存、検索、解析することができるシステムです。従来のフィルム保存であったデータを、デジタル画像として保存、表示、転送することなどが可能であり、画像処理・解析を行うことにより、有効な活用が可能になります。

第2章　医療情報と電子カルテ

確認しよう！

04 コンピュータの使用開始時に自分の身元を示す情報を入力し、接続や利用開始を申請する操作はどれか。1つ選べ。

a　アイコン
b　ログイン
c　サムネイル
d　エンドユーザ
e　オンデマンド

［解答］　**b**

［解説］　ログインは、コンピュータに自分の身元を示す情報を入力し、接続や利用開始を申請することです。アイコンは、操作画面でファイルやプログラムを表す小さな絵です。サムネイルは内容がわかるように縮小表示された画像です。エンドユーザは、製品を実際に使う最終消費者を表します。オンデマンドは、ユーザからの要求があったときに情報配信などのサービスを提供する方式です。

05 生物個体がもつ特性により、個人を識別し認証する技術はどれか。1つ選べ。

a　2要素認証
b　MACアドレス認証
c　シングルサインオン
d　バイオメトリクス認証
e　ワンタイムパスワード

［解答］　**d**

［解説］　2要素認証とは、ID／パスワードとICカードなど、二つの方式を併用することです。MACアドレスは、コンピュータや周辺機器がもつ固有の識別記号です。シングルサインオンは、ユーザが一度認証を受けると、連携する他の機能の認証も自動的に通過できるシステムのことです。生体情報を用いるのがバイオメトリクスです。ワンタイムパスワードとは、一回だけ有効な「使い捨てパスワード」のことです。

06 紙媒体の診療録と比較して電子カルテが優れているのはどれか。1つ選べ。

a　導入コスト
b　維持コスト
c　省スペース性
d　災害時の運用
e　自然エネルギーの消費

［解答］　**c**

［解説］　紙媒体と比較して電子カルテは導入・維持のコストが高額となること、電力の供給が必須であるので、災害時の運用や自然エネルギーの消費といった問題があるものの、多くの情報を保管するのに占有する空間ははるかに節約できます。

07 認証事業者の原本保証なしに、電子カルテの情報が原本とみなせるのはどれか。1つ選べ。

a　処方箋
b　診療録
c　手術同意書
d　診療情報提供書
e　歯科疾患管理計画書

［解答］　**b**

［解説］　電子端末で作成された記録を印刷し、記名捺印や署名などが加えられたものは、それらを原本とし電子情報とは別に保管の必要があります。

第3章

画像情報と画像処理

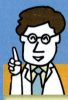

この章のポイント

- デジタル画像は、画素(ピクセル)の集合である。
- 標本化は画像を細かいピクセルに分け、量子化はピクセルに色(濃度階調)を与える。
- 医用画像の標準化型式が、DICOM(ダイコム)である。
- DICOMファイルはシリーズおよびスタディで分類され、ファイルのヘッダには患者や画像の情報が記録される。
- 画像処理には、濃度やコントラストを調節する階調処理、画像フィルタ、空間周波数処理などがある。
- 歯科用デジタルエックス線システムの検出器は、個体半導体とイメージングプレート(IP)である。
- 歯科用コーンビームCT(CBCT)は、骨や歯の硬組織を精密に観察できる。

第3章 画像情報と画像処理

01 ▶▶ 医療画像の特性

❶ デジタル画像とアナログ画像

a. アナログ画像

　アナログ画像とは、鉛筆や絵の具で描いたスケッチや絵画、フィルム式のカメラで撮影された写真のことをいいます。医療画像においては、銀塩フィルムで撮影し、現像されたエックス線画像を指します。

　アナログ画像は、連続した線と色調の変化で表現されます（図1a）。アナログ画像は、時間の経過や複製（コピー）を繰り返すことで劣化していきます。また、これらの画像は、印画紙やフィルムが「オリジナル」として存在しますが、このままでは、コンピュータで表示したりネットワークで共有したりすることができません。

b. デジタル画像

　デジタル画像とは、コンピュータで扱われる「データ」として存在する画像のことです。コンピュータ上で描かれた絵や、デジタルカメラで撮影された画像のことをいいます。医療画像においては、IPやCCDなどで撮影されたエックス線画像を指します。

　印刷された状態ではアナログ画像と同じように見えますが、デジタル画像はアナログ画像と異なり、連続したデータではなく、▶ピクセル（pixel）もしくは画素と呼ばれる色がついた小さな四角を並べたマス目で画像が構成されています（図1b）。デジタル画像はアナログ画像と異なり、時間の経過や複製（コピー）による劣化はありません。

アナログとデジタルの違いを理解しよう。

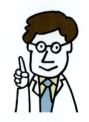

▶**ピクセル（pixel）**
デジタル画像における画像を構成する正方形の枠のことです。このピクセルを規則正しく縦横方向に並べることで、一枚の画像を表現することになります。ピクセルの数が多いほど鮮明な画像になります。表記単位としては「px」を用います。

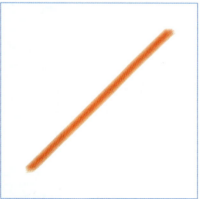

a　アナログ画像の線

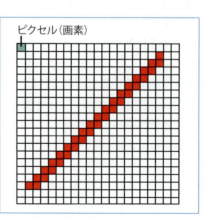

b　デジタル画像の線

図1　デジタル画像とアナログ画像

01 | 医療画像の特性

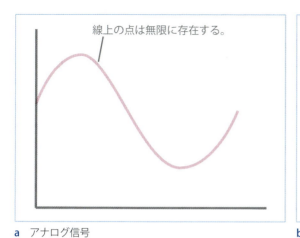
a　アナログ信号

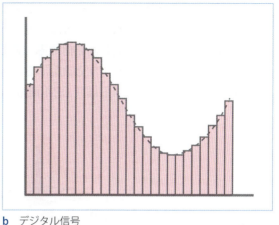
b　デジタル信号

図2　アナログデータとデジタルデータ

❷ デジタル画像の成り立ち

　自然界から得られる情報（信号）はアナログ情報です。したがって、コンピュータでその信号を扱うためには、何らかの方法でデジタル信号に変換しなければなりません。しかし、アナログ信号は空間的／時間的に連続した信号であるため、完全な形でデジタル化するには途方もない値が必要になってきます。

　しかし、コンピュータで扱える値には限界があるため、データを一定間隔で間引いたり、四捨五入や切捨て・切上げを行うことで、コンピュータで扱える範囲の値にする必要があります（図2）。アナログ信号をデジタル信号に変換することを「A/D変換（Analog/Digital変換）」といいます。A/D変換を行うためには「標本化」と「量子化」という作業を行わなければなりません。

a. 標本化

　上記で説明したように、デジタル画像は小さなピクセルと呼ばれる四角の集まりでできています。標本化とは、空間的に連続したアナログ信号をピクセルの集合体に配分する作業のことをいいます（図3）。

　その際に、画像の「縦方向のピクセル数 × 横方向のピクセル数」をマトリックスサイズといいます。画像の解像度はマトリックスサイズが大きく、ピクセル数が多くなるほど向上します（図4）。また、デジタル画像をコンピュータのモニタやプリンタで表示する場合は、dpi（dot per inch、●ドット／（毎）インチ）で表現されます。

b. 量子化

　標本化によって分けられたピクセルごとに色を塗り分けることで、デジタル画像が完成します。ピクセルに入れる色を割り当てることを量子化といいます（図5）。このとき、各ピクセルの明るさによって段階分

●ドット／インチ（dpi）
1インチあたりの構成するドット（点）の数を表します。モニタやプリンタの解像度を表す単位として使用されます。例えば、300dpiなら、1インチのあいだに300個の点が並ぶということになります。この数字が大きいほど画像がきれいに映ります。

39

けした数値を「輝度値」とか「画素値」と呼びます。

　この輝度値をどの程度細かい段階に分けるかによって、色の濃淡の滑らかさが違ってきます。輝度値を何段階（階調）に分けるかは、●ビット（bit）数で表わされます。たとえば、8bitの白黒（グレースケール）画像は256段階、10bitならば1,024段階となります。

●ビット（bit）
コンピュータが扱う情報の最小単位のことです。binary digit の略で、二つの選択肢（0 か 1）から一つを特定するのに必要な情報量が1bitとなります。また、8bitのことを1バイト（Byte）といいます。コンピュータ上では半角英数字の1文字を1Byte（8bit）で表現します。また、日本語の漢字や平仮名などは2Byte（16bit）で表現することになります。

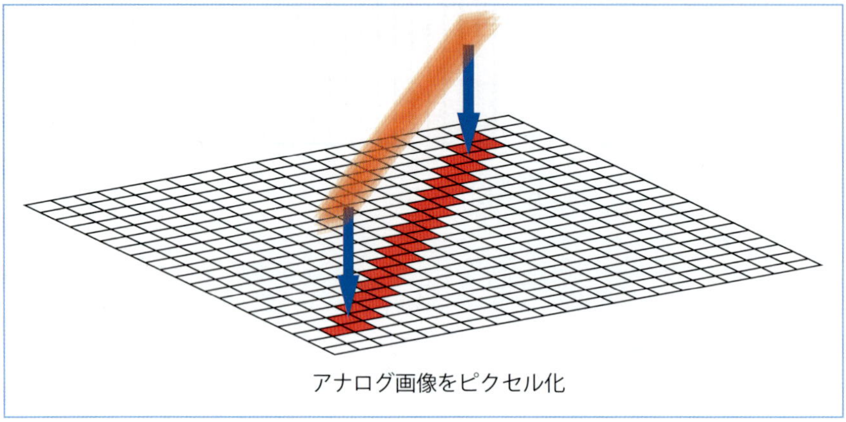

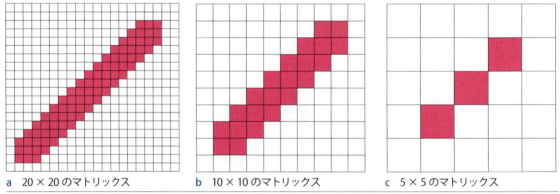

図3　標本化の概念図

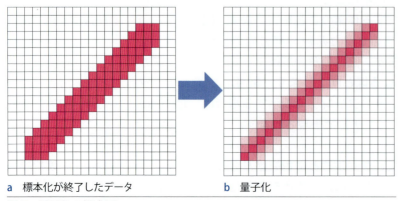

a　20×20のマトリックス　　b　10×10のマトリックス　　c　5×5のマトリックス

図4　マトリックスサイズと解像度
同じ面積であれば、ピクセル数が多い（マトリックスサイズが大きい）ほうが解像度は向上する。

a　標本化が終了したデータ　　b　量子化

図5　量子化の概念図

❸ 画像の濃度階調

デジタル画像は、各ピクセルに 1 色ずつ色を塗り分けることでさまざまな画像を作りだしています。その塗り分ける色の段階を濃度階調といいます。

濃度階調が最も少ないのは、白と黒の 2 色だけで作られた画像です。これはデジタルデータの最小値である「0」「1」のみで構成されるため、1 ビットの画像となります。

この bit 数が増加するごとに、濃度段階の数は 2 倍になります。すなわち、2bit の画像は 4 段階の濃度階調、3bit は 8 段階、4bit は 16 段階と増え、8bit では 256 段階となります。グレースケール画像の場合、256 階調があれば、隣り合った色との違いが肉眼では見分けにくくなります（図 6、7）。そのため、グレースケール画像の基本的な階調数は 8bit です。

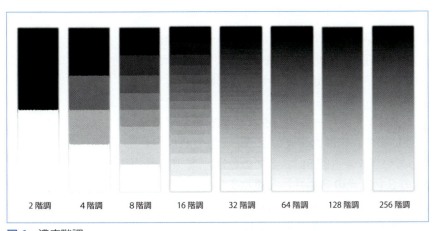

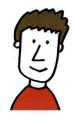

基本的な色の階調数は、256 色（8bit）だよ。

図 6　濃度階調

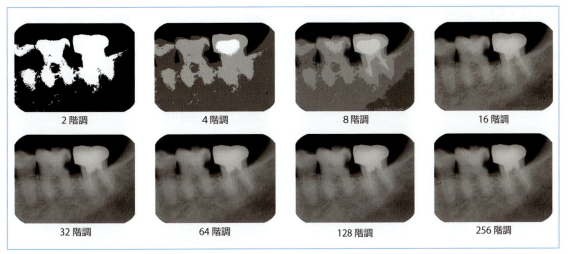

図 7　口内法写真における濃度階調による画像の変化

第3章　画像情報と画像処理

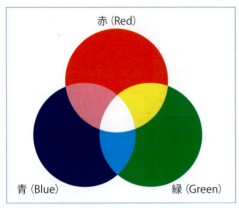
a　デジタル画像の3原色

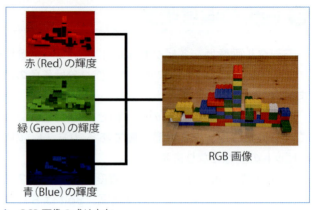
b　RGB画像の成り立ち

図8　色の3原色

❹ カラー画像の仕組みと表現法

　今までは、白黒画像のみについて書いてきましたが、カラー画像についても、デジタル画像とアナログ画像では大きく違ってきます。アナログ画像の場合は、絵の具のように、色を混ぜれば混ぜるほど黒くなっていきます。

　テレビやパソコンのモニタなどでカラーのデジタル画像を表示する場合は、光の組み合わせを使います。光は太陽光のように、混ぜれば混ぜるほど明るく（白に）なっていきます（図8a）。全ての色は、赤（Red）、緑（Green）、青（Blue）の3色（光の3原色）を重ねることにより表示しています。そのため、デジタルカラー画像を3原色の頭文字を取ってRGB画像と呼びます。デジタルカラー画像では、それぞれのピクセルの色を光の3原色で量子化するので、一つのピクセルに三つの輝度値が必要になります（図8b）。

　フルカラーとよばれているデジタル画像では、赤、緑、青がそれぞれ256色の濃淡（階調）をもつので、3色の組み合わせになると、256（R）×256（G）×256（B）で、1,677万7,216色の表示が可能となります。

（湯浅賢治、香川豊宏）

02 ▶▶ DICOM 画像

❶ DICOMとは

　DICOM は、Digital Imaging and Communications in Medicine の頭文字で、「ダイコム」と読みます。エックス線画像・CT・MRI・内視鏡・超音波などの医用画像診断装置、医用画像プリンタ、医用画像システム、医療情報システムなどの間でデジタル画像データを通信したり、保存したりする方法を定めた国際標準規格です。エックス線画像やCTなどは、16ビットの濃度階調をもつグレースケール画像データとして取り扱うことができます。

　DICOMファイルのもう一つの特徴は、画像データにタグ（Tag、荷札のこと）と呼ばれる情報が付加された構造になっていることです。画像データと一緒に、関連する診療データ（ID、氏名、検査方法、日時など）が一つのファイルの中に含まれているのです。

　すなわち、単なる画像ではなく、重要な個人情報を含む医療データですから、DICOMファイルをネットワーク上で配布したりしないように、取り扱い（情報の保護）には十分に注意する必要があります。また、エックス線画像やCTなどで距離や面積を計測するときに必要となる画素サイズに関する情報、あるいは、DICOMデータを基にCTやMRIの三次元画像（第4章01節「三次元画像」参照）をつくるソフトウェアに必要な撮影された断面の位置や厚さに関する情報も、タグの中に格納されています（図9）。

　これらのDICOM画像を観察するには、専用のソフトウェア（DICOMビューア）が必要です。jpg、bmp、tiffなどの汎用形式の画像は、専用のソフトウェアが不要で一般的なコンピュータで閲覧できますが、DICOM画像は、前述したように画像情報のほかにさまざまな情報が付加

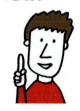

DICOMファイルの特徴は、画像データにタグ（荷札）と呼ばれる情報が付加されていることだよ。

タグ（荷札）情報		
患者情報	撮影情報	画像データ情報
●患者ID ●氏名 ●性別 ●生年月日	●撮影（検査）の種類 ●画像のタイプ ●部位 ●実施施設 ●実施日時	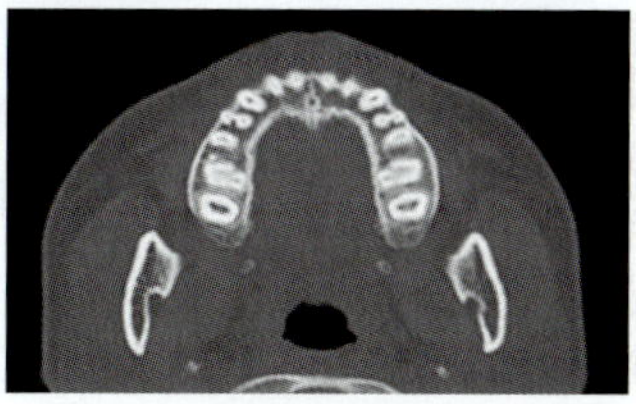 ●画像の大きさ ●CTなどの断面位置 ●画像（マトリックス）のサイズ ●画像階調度（ビット数） 画像データ 16ビットグレースケール画像

図9　DICOMファイルの構造

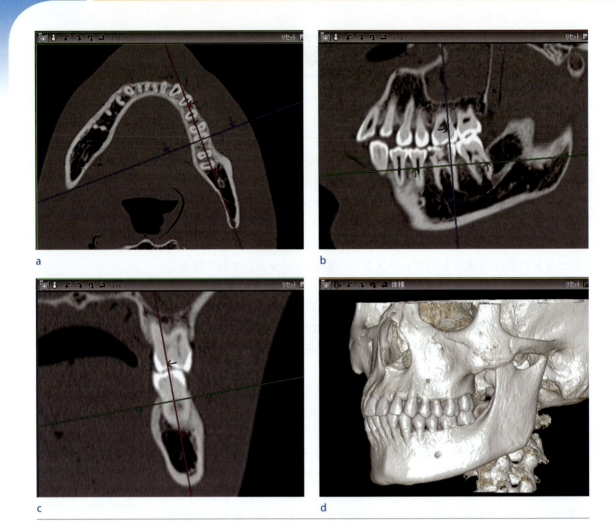

図10　DICOMビューアの一例
aは軸位断CT像。aの赤線が、bの矢状断像の位置。cは、a・bの青線の位置に対応した頬舌断像。dは顎顔面の三次元画像。

されているため、専用のソフトウェアでなければ閲覧することができません（図10）。DICOMビューアには無償のものも存在しますし、DICOMファイルを簡易ビューアと一緒に出力することも可能です。たとえば、DICOM画像を簡易ビューアと一緒にCDやDVDなどに出力することで、DICOMビューアがインストールされていない一般的なコンピュータでDICOM画像を閲覧することが可能となります。

　また、現代においては、画像検査機器の多くがDICOM形式での画像出力が可能で、このようなDICOM規格を用いて画像情報を管理・運用している病院が増えつつあります。たとえば、自施設で検査した画像をDICOM形式で出力すれば、DICOM形式で管理している他施設でも自施設同様に画像情報の管理・運用が可能となります。

　一般的な病院では、これらのDICOM画像をPACS（Picture Archiving and Communication Systems：医用画像保存通信システム）

と呼ばれるシステムで管理しています（第2章01節「医療情報」参照）。DICOM画像の保管、閲覧、管理を目的とするシステムで、PACSを導入することにより画像をフィルム出力する必要がなくなり、フィルム自体の費用や管理に要する手間やコストを削減することが可能となりました。また、電子カルテ（第2章03節「電子カルテ」参照）や●オーダリングシステム、●RIS（radiology information system：放射線情報システム）などと連携することにより、病院内の業務の効率化やペーパーレスなどが期待できます。

❷ DICOMファイルのスタディ、シリーズおよびイメージ

DICOMファイルには、Patient（患者）、Study（スタディ）、Series（シリーズ）およびImage（イメージ）の概念があります。臨床では、一人の患者に複数回の画像検査が行われることがありますが、各患者に対する個々の画像検査をスタディと呼びます。

たとえば、一人の患者に、5月30日にエックス線撮影が行われ、9月20日にMRI検査が行われたとすると、それぞれの検査がスタディとして扱われます。シリーズは、スタディ内の分類です。たとえば、9月20日に行われたMRI検査で、T1強調画像10枚とT2強調画像10枚が撮影

●**オーダリングシステム**
放射線科への画像検査をはじめ、血液検査、検体検査、処方などのオーダー情報を各部門へ伝達するシステム。電子カルテがオーダリング機能をもっていたり、オーダリングシステム単体で運用している施設も存在する。

●**RIS**
放射線情報システム（Radiology Information System）。放射線科における、検査や治療の予約から検査結果までの管理システム。電子カルテやオーダリングシステムからのオーダー情報を取得するほか、検査履歴情報の管理もでき、患者数や検査数などのデータ分析も可能である。

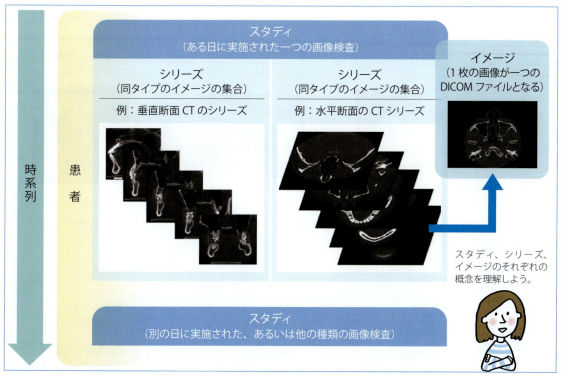

図11　DICOMのスタディ、シリーズ、イメージ

されたとすると、T1、T2強調画像それぞれが10枚ずつのシリーズとなります。シリーズに含まれる画像の1枚ずつがイメージです。1枚しか画像ができないエックス線撮影は、イメージが1枚だけのシリーズ、そしてシリーズが一つだけのスタディです。例外的なものを除いて、1枚のイメージが一つのDICOMファイルとなります（図11）。

この概念に基づいてデータベースを構築すると、ある患者を選択してデータを呼び出すことにより、患者に対して行われた画像検査を時系列に並べたり、検査の種類（モダリティ）ごとに観察したりすることができます。

❸ DICOMファイルのデータ量

1枚のDICOMイメージ（ファイル）の画素数は、検査（モダリティ）によって異なります。標準的なCT画像の場合では、縦512画素、横512画素となります。このような、1枚の画像の縦横の画素数をマトリックスサイズともいいます。一つの画素は16bit（16ビット、65,536階調）の色を表現するので、コンピュータの記憶容量としては1画素あたり2byte（バイト、1バイト＝8ビット）を要することになります。

これだけ知っていれば、DICOMファイルのおおよそのサイズ（記憶容量）を把握することができます。いま、1回のCT検査で300枚の画像が撮影されたとします。CT画像1枚は約0.5メガバイト（MB）なので、

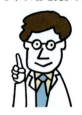

口内法、パノラマ、CTについては、第3章04節を見よう。

表1 DICOMファイル（画像）のデータ量

撮影法 （標準的な画像のマトリックスサイズ）	口内法（デンタル） （800×600）	パノラマ （3,000×1,500）	CT（1断面） （512×512）
8ビット （256階調）	800×600×1 ＝480,000バイト 480,000÷1,024 ＝469キロバイト	3,000×1,500×1 ＝4,500,000バイト 4,500,000÷1,024÷1,024 ＝4.3メガバイト	512×512×1 ＝262,144バイト 262,144÷1,024 ＝256キロバイト
16ビット （65,536階調）	800×600×2 ＝960,000バイト 960,000÷1,024 ＝938キロバイト	3,000×1,500×2 ＝9,000,000バイト 9,000,000÷1,024÷1,024 ＝8.6メガバイト	512×512×2 ＝524,288バイト 524,288÷1,024 ＝512キロバイト

一つの Series が 300 枚の画像から構成される場合、全部で

300×0.5 ＝約 150 メガバイト（MB）

の容量となります。パノラマエックス線画像の場合、1 画素の大きさは約 0.1mm です。パノラマ全体の大きさは縦 15cm 、横 30cm なので、画素数は縦 1,500 画素、横 3,000 画素となり、データ容量は。16bit 画像で約 8.6 メガバイトとなります（**表 1**）。

コンピュータ技術の進歩により、特に全身用 CT の多列化が進み、従来は 1 列であった CT の検出器が最近では 320 列のものもあります。これにより、短時間で薄いスライスの画像が得られるようになり、診断精度の向上に寄与していますが、その分データ容量が増加傾向にあります。このデータ容量は、画像の通信／転送のスピードに大きく影響します。大容量の画像をネットワークで転送しようとすると、数十分の時間を要することもあります。そのため、医療画像の転送機能を備えたソフトウェアには、ファイルサイズを小さくする「●圧縮」を自動的に行うものもあります。

❹ DICOMの（サービス）クラス

医用画像システム（装置）には、撮影あるいは蓄積された画像データに対して「画像転送」「画像のプリント」「画像の検索」ができる機能が求められます。これらの機能を、DICOM（サービス）クラスといい、通信管理を行うものから画像を取り扱うものまでさまざまなクラスがあります。画像を取り扱うサービスクラスには以下のようなものがあります。ある撮影された画像を、自動的に別の医用画像データベース（PACS）装置に蓄積したり、画像をフィルムに印刷（プリント）したりする機能がこれに相当します。

- **Query/Retrieve Service Class**
  各種の装置の間で、画像データなどの問い合わせ・検索、取得をする機能。
- **Storage Service Class**
  装置間で画像データなどを送受信（伝送）する機能。
- **Print Management Service Class**
  診断装置からプリンタなどに画像を出力する機能。

（三島　章、小林　馨）

●（データ）圧縮
圧縮は、通信速度の向上や保存容量の削減のためにデータ量を減らす技術です。圧縮されたデータを元の状態に戻すことを解凍（伸張）といいます。圧縮されたデータから圧縮前の情報を完全に復元できるものを可逆圧縮、解凍されたときに圧縮前と同じ情報が復元できないものを非可逆圧縮といいます。医療画像データには、通常、可逆圧縮が用いられます。

第3章　画像情報と画像処理

03▶▶ 医用画像で用いる画像処理

　今日、健康状態の把握や疾患の診断を行うために、さまざまな医用画像が用いられています。代表的な医用画像としては、単純エックス線撮影、CT（エックス線コンピュータ断層撮影：Computed Tomography）、MRI（磁気共鳴画像検査：Magnetic Resonance Imaging）、超音波検査、血管造影検査、▶核医学検査、PET-CT（Positron Emission Tomography-Computed Tomography）などの画像があります。

　医用画像で用いる画像処理とは、このようなさまざまな検査法によって得られるデータを可視化し、可能なかぎり疾患の診断に役立つように処理することであり、そのための技術を画像処理技術といいます。そのような画像処理技術は、医用画像のみに適応されるものではなく、通常の写真処理やビデオカメラの映像処理、コンピュータグラフィックスなど、われわれの身近な場所においてさまざまな画像に対して一般的に広く利用されている技術です。

　また、画像処理技術は、多くの画像が▶デジタル画像データとして取り扱うことができるようになった近年になり、急速な発達を遂げてきました。医用画像で用いられる画像処理に限定しても、医用画像には先に述べたようなさまざまな画像がありますから、それぞれの画像に対して行われる画像処理は千差万別ですが、その主要な目的は、画像診断の精度を向上することと、放射線の被曝線量を低減することにある場合がほとんどです。

　この節では、多くの歯科医療従事者にとって最も関係が深く、避けて通ることができない、エックス線画像を対象とした画像処理を中心に説明していきたいと思います。

❶ 階調処理

　フィルムを用いた従来のエックス線写真では、フィルムに入射するエックス線線量の違いは写真の白黒の差として描出されるのに対して、デジタルエックス線撮影では階調値の違いとして表されます。

　歯科用デジタルエックス線装置では、通常、▶エックス線センサに入射するエックス線線量の違いを、256階調（8bit）で処理する装置が多いのですが、さらに細かい階調、1024階調（10bit）ほどで処理をする装置などもあります。センサに入射されるエックス線量にはかなりばらつきがあるため、256階調の装置でも、それ以上の階調をもつ装置でも、最も低線量の部位から高線量の部位までが、全ての階調に効率よく分布するわけではありません。

　したがって、利用されるのは一部の階調領域だけであり、撮影直後の

▶**核医学検査、PET-CT**

放射性同位元素を利用して、生体内で異常をきたしている部位の存在を調べたり、異常な部位が存在した場合には、その位置を調べたりするための検査です。

▶**デジタル画像データ**

従来のエックス線撮影や核医学検査などでは、放射線線量の違いをアナログのフィルムの濃度差で表していました。近年は画像工学の進歩により、デジタル情報として管理できるようになりました。

▶**エックス線センサ**

デジタルエックス線撮影装置には、CCDセンサやCMOSセンサなどの固体撮像素子をエックス線センサとして利用する装置と、フィルム状のIPをエックス線センサとして利用する装置の2種類があります。

03 医用画像で用いる画像処理

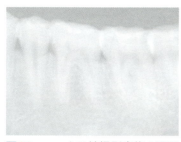
図12 エックス線撮影直後の原画像

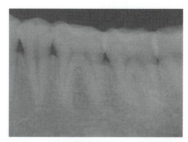
図13 濃度調整後のエックス線画像

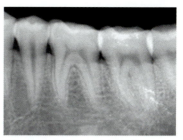
図14 コントラスト調整後のエックス線画像

　画像処理が行われていない画像は、画像が黒すぎたり、白すぎたり、あるいは●コントラストが不適当であったりして、観察するのに適した画像ではありません（図12）。
　そこで、観察前に、撮影後の画像に対して階調処理と呼ばれる画像処理を行い、より観察しやすい画像へと調整する必要があります。主となる階調処理には、観察に適した画像に濃度を調整する●濃度調整（図13）と、観察したい部位に合わせて白黒の差を調整する●コントラスト調整があります（図14）。
　多くの装置では、自動調整機能が組み込まれているため、撮影後の画像は自動的に調整され、ある程度観察ができる画像として表示されるようになっています。しかしながら、自動調整機能では必ずしも最適な画像に調整しきれない場合も多いため、自動調整による処理が行われた後、観察者がマニュアル操作で濃度やコントラストの調整を行い、より診断に適した画像へと階調処理条件の調整を行って、観察に用います。

❷ 観察・診断支援のための画像処理機能

　一般的なデジタルエックス線撮影装置には、画像の観察や、患者さんへの説明を容易とするために、階調処理以外にも色々な画像処理機能が付与されています。どのような画像処理機能が備えられているかは、各装置によってさまざまですが、多くの装置が備えている機能としては、エックス線画像の階調度（白黒）を反転表示させる機能（図15）や、エンボス（加工）処理という画像を立体的に浮き立たせて表示させる機能（図16）、白黒のグレースケールをカラーに変換して表示させる機能（図17）などがあります。これらの機能は、飛躍的に診断精度を向上させるようなものではありませんが、立体的な観察や色彩的な観察は、患者さんへの説明などを行う場合に有用なこともあります。
　また、歯科治療の前に歯の長さを計測したり、デンタルインプラントの埋入手術を行う前に、顎骨の幅などを計測したりしたいような場合に利用することができ、診断を補助するための距離計測機能（図18）や角度計測機能（図19）などもあります。

●コントラスト
エックス線写真におけるコントラストとは、画像の白い部分と黒い部分の濃度差を表す言葉です。黒と白の差が大きい場合を高コントラスト、差が小さい場合を低コントラストといいます。

●濃度調整
白すぎる、あるいは黒すぎる画像を適正な濃度とするような、画像全体の濃度を調整するための処理です。

●コントラスト調整
画像上の白い部分と黒い部分の濃度差を、強調してより大きい差として表示したり、逆に低減して小さい差として表示したりするための処理です。

49

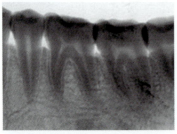
図 15　階調反転

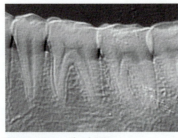
図 16　エンボス処理

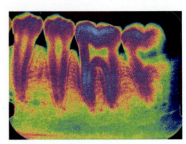
図 17　疑似カラー表示

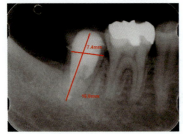
図 18　距離計測

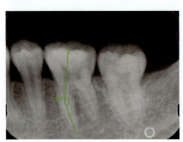
図 19　角度計測

　エックス線写真は、三次元の被写体を二次元に投影した画像ですから、三次元的な距離や角度などを精密に測定することはできませんが、大体の目安として、概測値を把握しておきたい場合などに利用することができます。より精度の高い計測を行う必要がある場合には、歯科用コーンビーム CT や、一般撮影用のエックス線 CT、MRI など、画像を三次元再構築できる検査の画像を用いることにより、より高精度な計測が可能となります。

❸ 画像フィルタ処理

　みなさんはフィルタという用語から何を連想するでしょうか。通常は、コーヒーメーカーなどで用いられるフィルタや、掃除機などのなかに入っているフィルタなどを想像するかもしれません。それでは、エックス線画像に対して用いられるフィルタとはどんなフィルタなのでしょうか。
　一般的には、画像に含まれている特徴を抽出したり、特徴を強調して観察しやすい画像として表示したりすることを目的として、フィルタ処理を行います。また、エックス線画像が観察する際に邪魔となる▶ノイズ成分をたくさん含んでいるような場合に、ノイズ成分を除去あるいは低減させたり、診断の邪魔になる不必要な情報を画像が含んでいる場合に、不要な情報を消去したりすることを目的としてフィルタ処理を行います。
　一般的によく用いられているフィルタ処理としては、画像に含まれる細かいノイズ成分をなだらかに修正するローパスフィルタ（低周波域のみ

▶ノイズ成分
エックス線画像は、いろいろな原因によって混入してしまう、避けられないノイズ成分を含んでいます。代表的なノイズとしては、エックス線発生時の発生量の揺らぎによって生じる、エックス線光量子ノイズがあります。また、デジタルエックス線撮影装置では、画像化の過程で混入する電気的ノイズや構造ノイズなども、避けることのできないノイズ成分です。

を通過させるフィルタ）や、画像の輝度が急激に変化する被写体の輪郭部位（エッジ）や高周波成分を強調するように修正するハイパスフィルタ（高周波域のみを通過させるフィルタ）などの周波数処理があります。その他、マセマティカル・モルフォロジカルフィルタ（数理形態学フィルタ）という、デジタルエックス線画像などのデジタル画像から、ある画像の形態や領域の寸法、長さ、連続性などの▶特徴を抽出するために用いるようなフィルタなどもありますので、以下に少し詳しく説明します。

❹ 周波数処理

　周波数と聞くと、ラジオやテレビなどの電波を思い浮かべる人が多いかもしれません。また、音の高低が周波数の違いによって生じるものであることは、みなさん知っていると思います。このような電波や音波における周波数は、単位時間（通常1秒間）あたり何回振動が生じているかで表され、単位時間あたりの振動が多い場合を高周波、振動が少ない場合を低周波といいます。

　画像に対しても同様に周波数という用語が用いられますが、こちらの周波数は空間周波数と呼んで区別されています。エックス線画像などの医療用画像の多くは、通常白から黒までのグレースケールで表されることは先にも述べた通りです。

　一定の空間内に、この白黒濃度の振幅がいくつ含まれるかが空間周波数であり、単位距離（通常1mm）あたり白と黒のペアが一組ある場合が1ラインペア/mm（1lp/mm）となります。したがって、それぞれ1mm幅の白と黒がある場合は0.5lp/mmということになります。

　ローパスフィルタは、この空間周波数成分のうち、周波数が低い成分だけを通過させ、ノイズのように細かくて周波数が高い成分を除去するために用いるフィルタです（図20、21）。

　一方、被写体の輪郭部分などで濃度が大きく変化する部分は、空間周波数が高い部分であるため、空間周波数が低い成分は除去し、空間周波数が高い部分だけを通過させるハイパスフィルタを用いると、被写体の輪郭部分が強調して表示されることになります（図20、22）。また、マル

▶特徴
歯科領域や整形外科領域では、骨の形だけでなく、骨の質（骨質）を評価する必要のある場合がしばしばあります。骨質を評価するための一因子として、骨の中の海綿骨の状態があげられます。その際、細かい海綿骨の量や幅、連続性や断裂の状態など、形態的な特徴を用いた評価が行われます。

画像をぼかすのがローパスフィルタ、輪郭を強調するのがハイパスフィルタね。

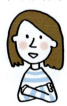

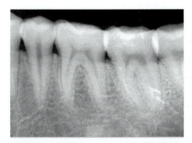

図20　周波数フィルタ処理前の原画像

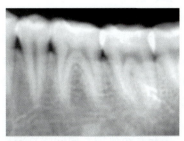

図21　ローパスフィルタ処理後の画像（周波数フィルタ処理）

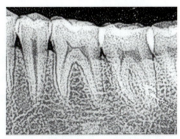

図22　ハイパスフィルタ処理後の画像（周波数フィルタ処理）

チ周波数処理（ ❯ MFP）という、特定の空間周波数領域にある成分のみを強調したり抑制したりすることができるフィルタなどもあります。

❺ その他のフィルタ処理

　画像上に描出されている構造物の特徴を抽出するような、少し特殊なフィルタもあります。エックス線センサに入射されるエックス線線量の違いは、階調値の違いとしてデジタル化されますが、0 ～ 255（8bit）、0 ～ 1023（10bit）などの階調値として表されます。

　例えば、骨の硬さを推測したい場合に、骨の❯石灰化度の高低をその指標として使用する場合があります。健康で石灰化度が高い骨はエックス線を透過しにくいため、センサに入射されるエックス線が少なくなるというわけです。

　ある一定の階調値を基準とし（閾値と呼びます）、閾値以下の部位を黒、閾値を超える部位を白というように、通常は連続的な階調（グレースケール）を白黒の 2 種類のみに分け、白が多ければ石灰化度が高く硬い骨、黒が多ければ石灰化度が低く柔らかい骨、というように診断の補助に用いることがあります。このようなフィルタを二値化フィルタといいます（図23、24）。二値化フィルタを使用して画像を二値化すると、一定の石灰化度以上の骨の量を定量的に評価することなどが容易になります。

　二値化フィルタは、画像の階調を基準として処理を行うフィルタですが、形態を基に処理をかけるフィルタもあります。細線化フィルタは、白黒に二値化された画像の白あるいは黒どちらかの領域を削っていき、1 ピクセル幅の細い線として抽出するフィルタです（図 25）。細線化フィルタによる処理を行うと、海綿骨骨梁の連続性や断裂性が評価しやすくなり、定量的に評価することもできるようになります。

　また、マセマティカル・モルフォロジカルフィルタ（数理形態学フィルタ）は、画像の中から特定の構造と一致する構造だけを抽出するフィルタで、特定の構造のことを構造要素と呼びます。基本的には、画像中のある像の辺縁に沿って外周を構造要素でなぞり、構造要素の大きさに応じて像を膨らませる Dilation 処理と、あるいは内周をなぞり、像を削る Erosion 処理があります（図 26、27、28）。

　ただし、Dilation 処理や Erosion 処理を行うと、像が拡大あるいは縮小してしまいますから、これらの処理が単独で行われることはほとんどありません。通常は、まず、Erosion 処理を行った後に、Dilation 処理を行って像の大きさを戻す Opening 処理や（図 29）、Dilation 処理を行ってから Erosion 処理を行って像の大きさを戻す Closing 処理が行われます（図 30）。

　実際には、演算回数といって、それらの処理を何回繰り返して行うかを設定し、それぞれの演算回数で抽出された画像を全て足し合わせて利

❯ **MFP**

Multi-objective Frequency Processing の略。従来の周波数処理では、特定の空間周波数領域のみが強調されるため、もともとコントラストの高い部位の周辺が過度に強調されて不自然になったり、見えなくなってしまうようなこともあります。MFPでは、広範囲の空間周波数領域に、周波数とコントラストに応じた調整を加えることができるため、より自然な感じで見やすい強調処理を行うことが可能です。

❯ **石灰化度**

骨の成分は、コラーゲンとミネラルです。ミネラルの主成分はカルシウム、リン、マグネシウムであり、これらのミネラルが骨の中にどれくらい含まれているかを石灰化度で表します。類義語として、骨塩量、骨密度という用語も用いられます。

03 医用画像で用いる画像処理

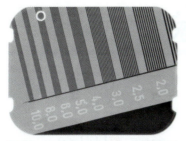

図23 二値化フィルタ、細線化フィルタ処理前の原画像

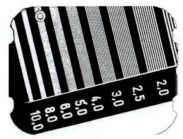

図24 二値化フィルタ処理後の画像

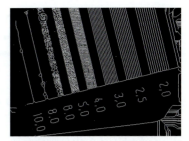

図25 細線化フィルタ処理後の画像

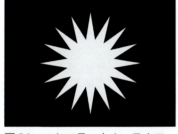

図26 マセマティカル・モルフォロジカルフィルタ処理前の原画像

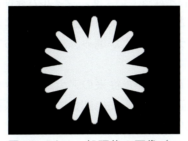

図27 Dilation処理後の画像（マセマティカル・モルフォロジカルフィルタ処理）

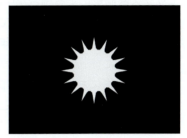

図28 Erosion処理後の画像（マセマティカル・モルフォロジカルフィルタ処理）

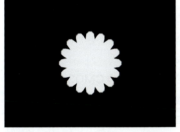

図29 Opening処理後の画像（マセマティカル・モルフォロジカルフィルタ処理）

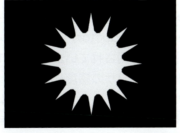

図30 Closing処理後の画像（マセマティカル・モルフォロジカルフィルタ処理）

用する和集合画像と呼ぶ画像や、抽出したい構造物が良好に描出されているいくつかの画像を任意に足し合わせて利用する部分集合画像を作成するなど、より高度な処理を行いますが、Dilation処理、Erosion処理、Opening処理、Closing処理の4種類が、マセマティカル・モルフォロジカルフィルタにおける基本的な処理です。

　ここに取り上げた画像処理以外にも、さまざまな画像処理が考案され、実際の臨床の現場においても利用されています。

（櫻井　孝、川股亮太）

主な画像処理を理解しよう。

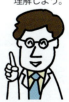

04 ▶▶ 歯科エックス線画像

❶ 口内法（デンタル）エックス線画像

a. アナログフィルム画像とデジタルセンサ画像

　歯科治療で必要とされるエックス線画像は、主に口内法（デンタル）エックス線撮影による場合が中心となっています。フィルムを使用した画像形成法は長い間行われてきており、歯科疾患の診断あるいは治療に必須の方法でした。しかし、近年デジタル化が進み、主流になっているのが現状です。

　口内法撮影において、フィルムを用いた従来のアナログエックス線撮影では、目的とする撮影部位と正しい投影法に応じてエックス線量を適正にコントロールし、撮影後にフィルムを適切に現像処理することが、診断に有用な画像を得るうえで最も重要でした。

　一方、デジタル撮影法の場合、フィルムに代わるデジタルセンサが使用されます。センサには現在 2 種類あり、デジタルカメラなどに組み込まれている ▶ CCD（Charge-Coupled Device）あるいは ▶ CMOS（Complementary Metal-Oxide Semiconductor）と、フィルムに形状が似ている ▶ IP（Imaging Plate）とが使用されています（図 31）。

　これらのセンサを用いる場合にも、センサの感度に応じて、適正な撮影条件を選択することは、フィルムの感度グループに応じた最適な撮影条件を選択することと変わりはありません。撮影部位が絵文字によって選択できる多くの口内法エックス線撮影装置では、検出系の種類に応じて、適正な撮影条件（管電圧、管電流、照射時間）が設定できるような切り替え回路を備えています。そのような装置の一例を図 32 に示します（ヨシダ DentNAVI）。

　この選択を適切に行うことは、診断に適した口内法エックス線画像を得るうえで最も重要です。安易に従来のフィルムのままの条件で撮影し

▶ CCD
個体半導体のイメージセンサで、光を電気信号に変換する集積回路化された素子です。エックス線を蛍光体で可視光に変換し、光センサで電気信号に変換します。画素の大きさは 20 μm 程度で、空間分解能はデジタルシステムとしては高いといえます。センサとコンピュータがケーブルで結合しているため、リアルタイムで画像が得られます。しかし、ケーブルがあるため、操作には注意が必要です。

▶ CMOS
CCD と同じように、光センサを使用した固体撮像素子です。光変換された各素子がある単位ごとに増幅器をもち、読み出し時のノイズが低減される特徴があります。CCD に比較して素子が小さいため、消費電力が少なく、高速読み出しも可能です。

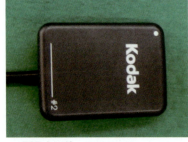

a　CCD センサ

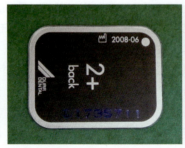

b　IP センサ

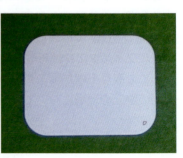

図 31　CCD センサと IP センサ

てはいけません。フィルムと異なり、撮影後に現像処理という画質を大きく左右する過程がデジタルセンサではない代わりに、デジタル画像処理がローデータと呼ばれるデジタルセンサから出力される原画像データに対して行われます。それらの画像処理では、一般的な感度と階調処理に加え、周波数処理によるエッジ強調やノイズ低減なども同時に行われます（図33）。

このようなデジタル画像処理技術によって、フィルムよりも柔軟に適正な画像観察条件に近づけることが可能になってきました。そのため、観

> IP

輝尽性蛍光（Photostimulated Luminescence）をもつ蛍光体を、プラスチックなどに塗布したものです。エックス線を吸収し、その後、レーザー光により再度発光する現象によって画像を形成します。つまり、この性質を利用して、エックス線分布をIP読み取り機を使用し、レーザー光をIP面を操作することにより各部位の蛍光を読み取り、電気信号に変換し画像を形成する方式です。特徴は、従来のフィルムのように扱うことが可能で、プレートの大きさもCCDなどの制限がある素子と比較して自由です。欠点は、エックス線情報の読み取りに時間がかかることから、リアルタイムに画像を描出ができないことです。エックス線量に対する応答が広いため、被曝に対する有用性があります。

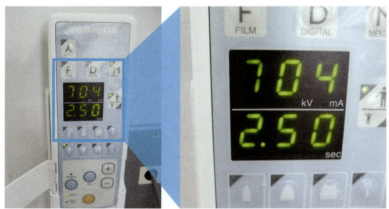

a　ヨシダ DentNAVI のエックス線制御パネル

b　左の写真の青枠部分の拡大

図32　コントローラ
F（FILM）とD（DIGITAL）の切り替えボタンがついており、それぞれに適した照射時間が選択される。

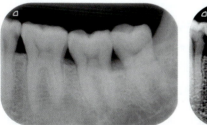

a　オリジナル画像

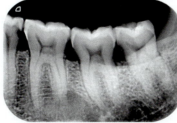

b　コントラスト強調

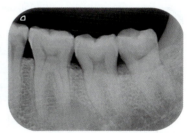

c　エッジ強調

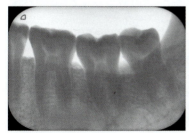

d　階調反転像

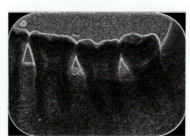

e　輪郭抽出像

図33　デジタル画像処理

第3章　画像情報と画像処理

表 2　各種画像センサ（検出器）の特性

画像センサ （検出器）	種類	画素 [μm]	解像力 [lp/mm]	モード	利用線量範囲 [μGy]	許容線量比	備考[#]
CDR	CMOS	40 × 40	9		128 以下 − 585[*]	4.5 以上：1	(1)
CDR Wireless	CMOS	40 × 40	9		128 以下 − 429[*]	3.3 以上：1	(1)
CygnusRay MPS	CCD	22 × 22	8		128 以下 − 509[*]	4 以上：1	(2)
Dexis	CCD	40 × 40	11		384 − 1387	3.6：1	(3)
Dixi2 v3	CCD	19 × 19	16 以上	高解像	128 以下 − 920[*]	7 以上：1	(4)
		19 × 19	11	標準解像	128 以下 − 920[*]	7 以上：1	(4)
DSX 730 − USB	CCD	21 × 21	13		213 − 509	2.4：1	(5)
DSX 730 Evolution	CCD	21 × 21	9	高解像	213 − 509	2.4：1	(5)
		21 × 21	8	低解像	213 − 509	2.4：1	(5)
Sigma	CCD	39 × 39	11		128 以下 − 458[*]	3.6 以上：1	(6)
Sidexis	CCD	39 × 39	10 以下		128 以下 − 458[*]	3.6 以上：1	(7)
RVG − ui	CCD	19.5 × 19.5	20 以上	高解像	128 以下 − 1308[*]	10.2 以上：1	(8)
		19.5 × 19.5	12	高感度	128 以下 − 882[*]	6.9 以上：1	(8)
RVG 6000	CMOS	18.5 × 18.5	20 以上	（高解像）	128 以下 − 2648[*]	20.7 以上：1	(9)
RVG 5000	CMOS	18.5 × 18.5	14 以上		213 − 4207[*]	19.8：1	(9)
ViperRay	CCD	22.5 × 22.5	7		250 − 1087	4.4：1	(10)
Visualix HDI	CCD	22 × 22	11		128 − 669	5.2 以上：1	(11)
Visiodent RSV	CCD	22 × 22	6		420.7 − 877.6	2.1：1	(12)
DenOptix	PIP	600 dpi	11		442 − 2336	5.3：1	(11)
		300 dpi	7				(11)
		150 dpi	5				(11)
ScanX	PIP	scan pitch	9 水平 13 垂直	超高解像	442 − 5518	12.5：1	(13)
			8 水平 10 垂直	高解像	442 − 5720 以上[†]	12.9 以上：1	(13)
			7	標準解像			(13)
InSight film	臭化銀	−	20 以上		427 − 644	1.5：1	−

＊試験した口内法エックス線撮影装置の焦点から 25 cm の検出器面での最小空中空気カーマは 128 μGy であって、実際の最小線量は求められなかった。

†試験した口内法エックス線撮影装置の焦点から 25 cm の検出器面での最高空中空気カーマの 5720 μGy でも画像は飽和しなかった。

#利用ソフトウエア：（1）CDR for DICOM Windows 3.0.1、（2）Cygnus Media 3.0、（3）DEXIS Software 3.01、（4）Dimaxis Pro 3.1.3、（5）Owandy/Julie RV2000、（6）Clini View 5.1、（7）Sirona Sidexis XG、（8）Trophy Windows 5.05、（9）Kodak Windows 6.0.1、（10）Vipersoft 4.0、（11）VixWin 2000、（12）RSV Imaging XP、（13）EagleSoft 9.10

InSight film で 427 − 644 μGy@25 cm のとき、1.56 倍で@ 20 cm に換算でき 667 − 1005 μGy。利用線量は被写体によって変化するので、線量は絶対値ではなく特定の被写体ファントム（厚さ 17 mm の PMMA と歯を含むファントム）で求めた相対値であるとされている。

（Farman AG, Farman TT：A comparison of 18 different x-ray detectors currently used in dentistry, Oral Surg Oral Med Oral Pathol Oral Radiol, 99（4）：485-489, 2005. より引用改変）

察可能な画像を形成できるエックス線量の範囲は、デジタルセンサ利用時にはフィルム使用時よりも通常は広くなっています。

多様なセンサの特性を比較した一覧を表2に示します。この表から、InSightフィルムの寛容度（ラチチュード）に相当する許容線量比は1.5：1であり、デジタルセンサはそれよりもラチチュードが大きいことがわかります。通常、デジタルセンサ画像では、コントラストは画像処理技術のソフトウェアで自動的に調整されます。そのため、あまり線量に依存せず、類似のコントラストの画像を得ることができます。

同一の管電圧、管電流の装置で、照射時間を変えて線量を変化させたときの下顎ファントムのRVG6100による画像を、図34に示します。また、それらの画像の画素値のヒストグラム分布を図35に示します。

図34の画像aとbを比較すると、線量が少ないときには、雑音が増加しています。しかし、それらの画像の画素値のヒストグラム分布を見ると、a～cでコントラストはほとんど変化していません。a～cへ線量が2倍、3倍と増加するに従って低雑音の高画質なものになっていますが、dのように極端に線量を増加させても、臨床上の診断能は適切な線量の画像bと変わらなくなっています。したがって、適切な撮影条件を選択することが患者防護の観点からとても大切です。

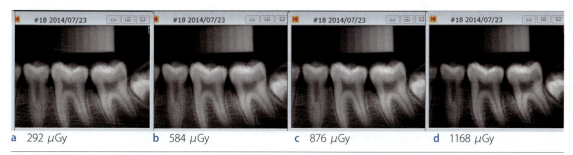

図34　種々のコーン先端空気カーマでのRVG6100による下顎臼歯部エックス線画像

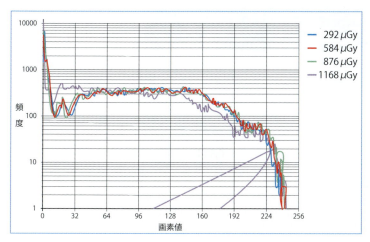

図35　図34の画像の画素値のヒストグラム（画素値0は黒、画素値255は白、画素値0が多いのは一様な軟組織部による）

b. 口内法撮影の診断参考レベル（DRL）

国際放射線防護委員会（International Commission on Radiological Protection；❯ICRP）は、患者防護の最適化に診断参考レベルを利用するよう勧告しています。診断参考レベルは適切な診療を行ううえで、広く行われているエックス線検査に使用される「撮影条件が適正であること」を確実にするための手段です。診断参考レベルは、国や地域での特定のエックス線検査に対する広範な線量調査によって導かれます。

口内法撮影に関しては、イギリスやヨーロッパでは、平均的な体格の成人患者に対して調査した患者入射線量（PED：コーン先端での患者のいない空中での空気カーマ）の頻度分布の75パーセンタイル（第3四分位数）に基づき、診断参考レベルを決定しています。その値は、成人下顎大臼歯部撮影に対して、1999年のイギリスの研究では4mGyでした（**表3**）。

この値を超える線量を使用して検査をしている施設は、❯ALARA（As Low as Reasonably Achievable：経済的および社会的な要因を考慮に入れながら合理的に達成できるかぎり被曝を低く保つ）の原則に従って、撮影条件を見直すよう求められました。この値は一定期間ごとに調査を繰り返す必要があり、2005年の再調査によって、その値は改訂することが提案されています。

二度の調査の線量分布データを**図36**に示します。また、その統計的な解析結果を**表3**にまとめました。2005年には、1999年時に観察された4mGyを超える施設が減少して、線量が低線量のピーク近傍の狭い範囲に分布しています。これは、極端に柔らかい線質ビームの古いエックス線装置の使用をやめ、大部分の施設が、E感度以上のフィルムまたはデジタルセンサを使用するようになったためと考えられます。このように、口内法エックス線撮影のデジタル化は、診断参考レベルを基にすると患者防護の最適化の推進にとても役立ちます。

> ❯ **ICRP**
> 国際放射線防護委員会専門家の立場から、放射線防護に関する勧告を行う民間の国際学術組織です。

> ❯ **ALARA**
> ICRPで勧告されている防護の最適化の基本です。「正当化された行為に関連した特定の線源からの個人の被曝線量、被曝する人数、および被曝する機会を、経済的および社会的要因を考慮して合理的に達成できる程度に低く保つこと」とされています。

表3 口内法線量データの比較

パラメータ	評価値	
	2005年調査研究	1999年調査研究
最高線量［mGy］	30.0	45.7
最低線量［mGy］	0.05	0.14
第3四分位線量［mGy］	2.4	3.9
平均線量［mGy］	1.9	3.3
標本数	4,006	6,344

注：標本数の相違は調査研究が行われた期間の相違による

（Gulson AD, Knapp TA, Ramsden PG：Doses to Patients arising from Dental X-ray Examinations in the UK, 2002-2004；A Review of Dental X-ray Protection Service Data, 2007, HPA-RPD-022,〈http://www.hpa.org.uk/webc/HPAwebFile/HPAweb_C/1194947326586〉より引用改変）

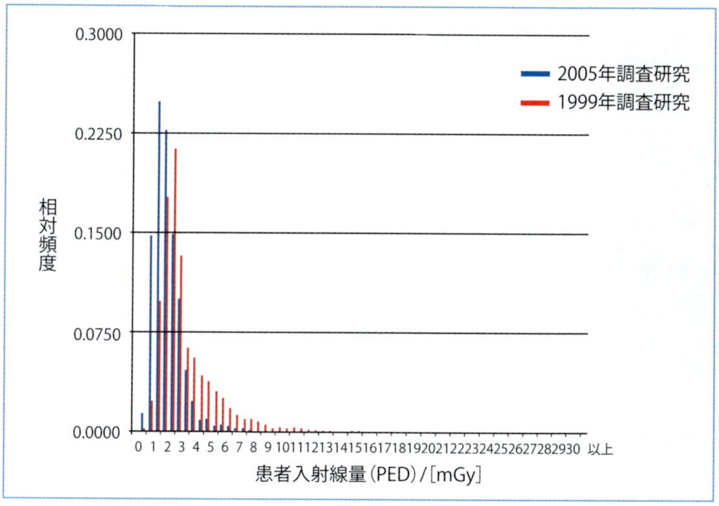

04 | 歯科エックス線画像

図36 1999年と2005年の調査研究における口内法撮影の患者入射線量分布の比較

（Gulson AD, Knapp TA, Ramsden PG：Doses to Patients arising from Dental X-ray Examinations in the UK, 2002-2004；A Review of Dental X-ray Protection Service Data, 2007, HPA-RPD-022,〈http://www.hpa.org.uk/webc/HPAwebFile/HPAweb_C/1194947326586〉より引用改変）

c. 非電離放射線を利用したデジタル画像検査

光ファイバーを通じて2方向に導かれた780nmの蛍光レーザーによって照射された歯が、う蝕部位では健全歯と異なる透過／反射（遮断）を示す性質を利用して、デジタルカメラで画像化するDigital Imaging Fiberoptic Transillumination（❷DIFOTI）法と呼ばれる技術を用いた装置が、特に臼歯の隣接面や咬合面のう蝕の診断に利用されています。

これは、エックス線などの電離放射線を用いないため、放射線によるリスクフリーなデジタル画像検査として注目されています。エックス線フィルム／CMOSセンサを用いたエックス線画像とDIFOTI法による病変の検出能が比較され、良好な結果が得られています。

❷ パノラマエックス線撮影

デジタル形式のパノラマエックス線画像を得る方法としては、①デジタルパノラマエックス線撮影装置を利用して撮影する方法、②撮影したフィルム画像を、透過原稿ユニットなどが付帯したスキャナーで取り込む方法が考えられますが、本項では、①のデジタルパノラマエックス線撮影装置による画像収集を中心に進めます。

デジタルパノラマ撮影に用いる装置は、歯科における他のデジタル撮影で用いられるエックス線の検出器であるIP（イメージングプレート）、固体半導体センサ（CCD、CMOSなど）、およびFPD（Flat Panel Detector）センサが用いられています。

a. 検出器ごとのデジタルパノラマエックス線撮影装置の特徴

① IPによるパノラマ撮影

IPによるデジタルパノラマ撮影では、フィルム撮影と同様にIPをカセッテに入れて撮影を行います（図37）。フィルム撮影用の機器をそのまま流用できる場合もありますが、IPによるデジタル撮影時は、フィ

❷ DIFOTI

エナメル質の光透過性を利用した、歯の硬組織変化を画像化する検査機器です。レーザー光がエナメル質を透過する際の光量変化を光センサでデジタル化するため、エックス線によらない画像形成法です。

第3章　画像情報と画像処理

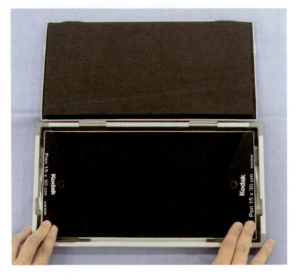

図37　IPのカセッテ封入
IPはフィルムと同じようにカセッテに封入して撮影を行う。ただしカセッテに増感紙は不要。

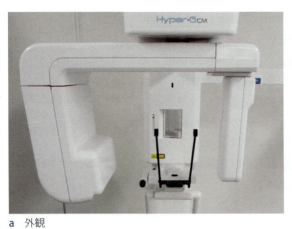

a　外観　　　　　　　　　　　　　　　　　b　ラインセンサ部分
図38　固体半導体センサを用いたパノラマエックス線撮影

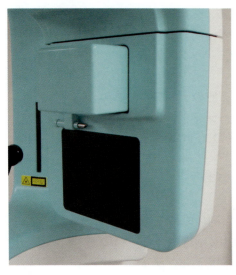

図39　歯科用コーンビームCT複合機に搭載されるFPDセンサ

ルムに併用するカセッテ内面の増感紙は不要です。

　IP はエックス線照射の情報を一定時間蓄積することができます。画像の表示には、撮影後にレーザー光を照射して、蓄積された情報を電気信号で読み取る作業が必要になります。

②**固体半導体センサによるパノラマ撮影**

　CCD（CMOS）方式による撮影の場合、フィルムや IP で撮影する際のカセッテは必要ないため、かなりすっきりとした外観となります（図 38a）。フィルムや IP による撮影でカセッテが設置される側には、線状のセンサ（ラインセンサ）が設置されています（図 38b）。

　撮影中、ラインセンサはエックス線管と連動して回転しながら、水平方向に平行移動します。フィルム撮影におけるスリットを用いた細隙撮影と同様に、細い短冊状の画像を段階的に収集します。画像の表示は装置が撮影中に少しずつ表示していくものもあれば、全て撮影した数秒後に全体を表示するものもあります。

　最近では、テルル化カドミウム（CdTe）を用いた半導体検出器を搭載している機種もみられます。

③**FPD センサによるパノラマ撮影**

　通常、パノラマエックス線撮影のみを行う装置には、●FPD センサが用いられることはありません。しかしながら、近年急速に開業歯科医にも普及している歯科用コーンビーム CT（CBCT）で、歯科用 CBCT 撮影のみならず、パノラマエックス線撮影も可能な機能を備えた、いわゆる CBCT 複合機（併用機）が登場しており、これが歯科用 CBCT の普及に大きく貢献しています（第 3 章 04 節④「歯科用コーンビーム CT（CBCT）」参照）。

　これらの複合機（併用機）では、元来 CT 撮影に用いる平面の FPD センサでデジタルパノラマ撮影が可能になっており、FPD センサがデジタルパノラマ撮影に応用されています（図 39）。

b. **一般的なデジタルパノラマ画像の特徴**

　デジタルパノラマ画像の特徴として、他のデジタル画像と同様に、経年的な画質の低下がない、保管スペースを必要としないなどの利点があります。画像の加工としては、濃度やコントラストの調整、拡大、あるいは辺縁強調してエッジの効いた画像に加工したりすることなどができます。

　デジタルパノラマ画像の解像度は、おおよそどの検出器を用いても 1 ピクセルのサイズは 100 μm 程度になります。これはフィルム乳剤には及びませんが、画像の加工をすることで、非常に見やすい画像を表示することができます。

　また、JPEG、TIFF などの汎用形式の画像として取り扱うことが可能なので、ネットワークで画像を転送して歯科放射線専門医などへの遠隔診断依頼も可能です。ただし、パノラマエックス線画像も個人情報なので、院外への持ち出しには十分な注意が必要になります。

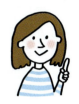

IP、固体半導体センサ、FPD による、それぞれの撮影の特徴を理解しよう。

●**FPD**

エックス線を、CsI などのシンチレータにより光信号に変換し、次にフォトダイオードにより電気信号へと変換します。さらに、このフォトダイオードに接続した薄膜トランジスタを通して読みだし、デジタル変換をしてエックス線画像を形成します。

第3章 画像情報と画像処理

c. 新しいデジタルパノラマエックス線撮影−トモシンセシス機能(Tomo Synthesis)

　一部のデジタルパノラマエックス線撮影装置では、トモシンセシス撮影という機能が付帯しています。これは通常と同じデジタルパノラマ撮影で、顎骨に沿った幅(厚さ)30mm程度の領域の画像データを収集することができる撮影で、撮影後に自動的に画像処理された後、最適な断層位置でのパノラマエックス線画像が表示されるようになっています。

　さらに、この断層位置からデータ取得の範囲内で1mm間隔の断層画像表示が可能で、顎骨表面から任意の深さにおける詳細な画像を鮮明に表示することも可能です(図40a)。ただしこれは、パノラマ撮影の断層域に沿った面でのみの断層位置の選択になります(いわゆる歯列横断画像などは作成できません)。トモシンセシスで撮影したデジタルパノラマ画像を、デンタル10枚法、14枚法として切り出すことが可能です(図40b)。

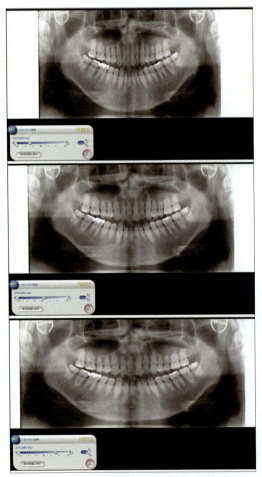

a　パノラマ画像の断層面の変更
中央が標準で、断層域を前後することができる。

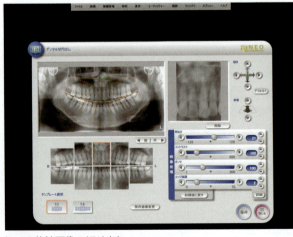

b　10枚法画像の切り出し
各部位ごとに断層位置や、角度、画質の調整ができる。

図40　トモシンセシス撮影による画像処理

d. デジタルパノラマエックス線画像を利用した新しい機能－骨粗鬆症のオートスクリーニング

近年、デジタルパノラマエックス線画像から、骨粗鬆症のオートスクリーニングができるソフトウェアがあります。

これは、パノラマエックス線画像における下顎下縁皮質骨の形態が、骨粗鬆症のリスク予想に関連があることを利用して、撮影後のデジタルパノラマ画像の下顎骨下縁皮質骨の形態や厚みをソフトウェアが自動的に検出して行う機能で、今後の普及が期待されます（図41）。

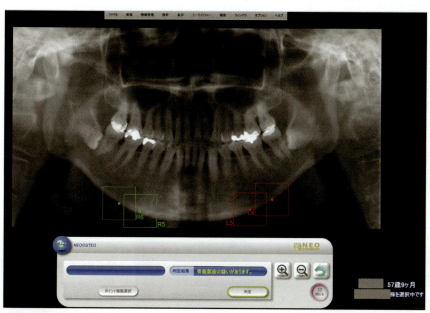

図41 デジタルパノラマ画像からの骨粗鬆症スクリーニング機能

❸ 頭部エックス線規格撮影（セファログラフィ）

歯科矯正や小児歯科の臨床で汎用されるセファログラフィでは、骨硬組織のみならず、顔面軟組織の輪郭や気道（口腔咽頭腔）形態の描出が必要とされます。フィルムを使用していたときには、撮影時に特殊なフィルタを併用して顔面輪郭を描出していましたが、デジタルセンサを用いるようになって、画像処理で軟組織の輪郭描出が可能になりました。

図42 にその例を示します。デジタルセンサを用いた撮影で、図42a は画像処理を加えていないもの、図42b は濃度調整の一種（濃度圧縮）とエッジ強調（周波数処理）の一種を加えたものです。

解説すると、デジタルエックス線写真で使用するイメージングプレートや固体半導体センサは、エックス線量に対するダイナミックレンジが一般に広い（寛容度が広い）のです。つまり、エックス線量が少ない骨が

重なった外耳道周辺部や、エックス線量が十分多い鼻尖部など顔面軟組織部分それぞれで、そのエックス線量をセンサは正しく捉えられています。

一方、画面表示のグレー値濃淡レベルは通常 256 階調であり、人が判別できる濃淡の認識範囲は一般に 256 段階を超えないとされています。そこで、センサーで捉えたエックス線量の差を圧縮して、白くとぶ部分は少し黒くなるように変換し、黒くとんでしまう部分は少し白くなるように変換する（濃度の圧縮）と、一度に両方が観察できるようになります。

さらに、周波数処理を加えて構造の境界部を見やすくすることで、顔面の軟組織輪郭や咽頭腔の形態を明瞭に観察できます。

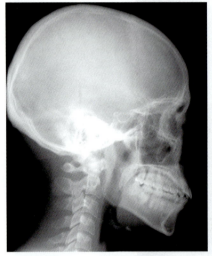
a 画像処理を加えていない画像

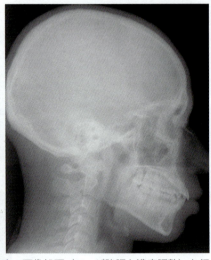
b 画像処理（エッジ強調と濃度調整）を行った画像

図42 セファログラフィの画像処理

❹ 歯科用コーンビームCT（CBCT）

a. 歯科の診断に特化したCT装置

歯科の診断に特化したCT装置として、ファンビームと列状に配列した検出器を用いた全身用CTではなく、コーンビームと平面状（二次元配列）の検出器の組み合わせを利用した装置（▶CBCT装置）が開発され普及してきています（図43）。

CBCT装置には、口腔内の限定された解剖学的部位を観察対象とする小さな視野（▶FOV）のものと、顎顔面全体を観察対象とする比較的大きなFOVが撮影可能な機種があります。また、二次元検出器としては▶I.I.（イメージインテンシファイア）が初期には用いられましたが、今日では画像歪みが少なく、I.I. よりも優れた応答を有する▶FPD（フラットパネルディテクタ）が利用されています。

▶ **CBCT（Cone Beam CT）**
歯科用の CT として開発された三次元断層撮影装置です。エックス線のビームがコーン状になっていることから CBCT と称されます。

▶ **FOV（Field of View）**
撮影時の画像を形成する範囲、撮影視野のことです。

▶ **I.I.（Image Intensifier）**
蛍光増倍管といい、少ない光を光電面で電子にし、それを増幅して、蛍光面で電子を光に変換する装置です。つまり、少ない線量でもコントラストのある画像が得られる特徴があります。

04 歯科エックス線画像

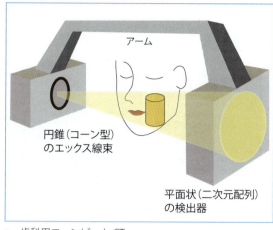

a 歯科用コーンビームCT

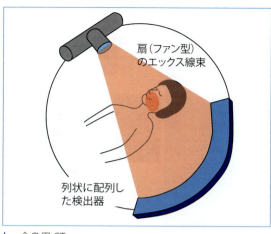

b 全身用CT

図43 歯科の診断に特化したCT装置

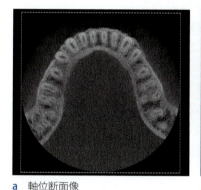

a 軸位断面像

b 前額断面像

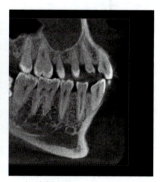

c 矢状断面像

図44 FOVが直径約8cmのCBCT画像

　これら平面状の検出器を用いることにより、等方的なボクセル（正立方体の画素）が実現でき、特に患者の体軸（z軸）方向の空間分解能（解像度）が全身用CTより優れたCBCT装置が安価に実現できました（第4章01節「三次元画像」参照）。正立方体のボクセルを用いて、高い空間分解能を備えたCBCTの画像は、特に硬組織の細かな解剖学的構造を、軸位、前額位、矢状位の断面で三次元的に観察することを可能としました（図44）。

　この画像は、歯科臨床サイドの要望にとてもよく合致していました。

　歯科用CT画像のボクセルサイズは、直径5cm程度のFOVを512×512画素で撮影した場合、約0.1mm（100μm）になります。これに対して、全身用CTで20cmのFOVを512×512画素で撮影した場合、画素サイズは約0.4になり、幅0.5mmの歯根膜腔などの解剖構造を観察することが困難です（表4）。

　最新の全身用CT装置は性能が向上しており、空間分解能に大きな差はなくなってきました。しかし、観察対象を限定して小さなFOVで照射

FPD (Flat Panel Detector)

エックス線情報を電気信号に変換する検出部と、電気信号を読み出すTFT（Thin Film Transistor：薄膜トランジスタ）アレイで構成されている平面検出器です。CCD、I.I.よりも大きなFOVを得られるFPDが主流になりつつあります。

第3章　画像情報と画像処理

表4　歯科用CT画像のボクセルサイズ

撮影範囲（FOV）	50mm	100mm	150mm	200mm
画素（ボクセル）サイズ（約）	0.1mm	0.2mm	0.3mm	0.4mm

野を絞って撮影することにより、全身用CTよりも低線量で硬組織の3D画像化が可能になっています。また、コントラストの大きな硬組織の描出に特化することにより、患者の被曝線量を低減するよう工夫されている点が歯科用CBCTの特徴です。

歯科用CBCT装置は、従来からパノラマエックス線撮影装置で用いられた❷アーム型の機構を流用し、構造の単純なFPDを利用することにより、全身用CTよりも安価に3D画像を提供可能としています。FPDを用いてCTの画像再構成技術を利用したこうした3D画像収集装置は、歯科以外の用途にもいろいろと開発され利用されています。

b. 歯科用CBCTの被曝線量

歯科用CBCTの被曝に関する診断参考レベルはいまだに提案されておらず、撮影条件の選択に際して参照すべき基準はありません。全身用CTの診断参考レベルがすでにありますから、歯科用CBCTでも診断参考レベル（DRL）が必要と考えられます。しかし、歯科用CBCTでは、一歯のみを診断対象とする場合と顎顔面全体を撮影する場合で、FOVに大きな相違があります。診断目的を考慮せずにCBCT検査全体で一つのDRLを決めるのは合理的でありません。

また、CBCT撮影には、患者の周囲を360°スキャンする方法と、半分の180°スキャンで画像を作る方法があります。表5には、CBCT撮影で、FOVの大きさとスキャンの範囲を変化（360°標準スキャン vs 180°クイックスキャン）させたときの面積線量積（❷DAP）と❷実効線量の変化を示しています。このような被曝線量の実測データを積み上げて、歯科臨床におけるCBCT利用の実情にあわせた診断参考レベル（DRL）が検討されています。

（奥村泰彦、原田康雄、河合泰輔、荒木和之、勝又明敏）

❷**アーム型**
パノラマエックス線装置やCアームと呼ばれる医科用撮影装置の一部では、エックス線管と検出器が腕（アーム）で保持され、一定の距離を保って患者の周囲を回転します。この機構をCT撮影に流用したのがアーム型CTで、歯科用CBCTの大部分がアーム型CT装置です。

❷**DAP**
（Dose Area Product）
面積線量積といい、線量と被曝面積の積をいいます。Gy・cmで表示します。

❷**実効線量**
人間のある組織・臓器の被曝線量で、シーベルト（Sv）で表されます。

04 | 歯科エックス線画像

表5 歯科用 CBCT 装置（i-CAT NG/KaVo 3D eXam）の面積線量 DAP と実効線量 E

FOV	360°標準スキャン		180°クイックスキャン	
D × H [cm]	DAP[cGy cm^2]	E [μ Sv]	DAP[cGy cm^2]	E [μ Sv]
16 × 13	55.6	66	30.3	40
16 × 11	47.6	58	26.0	36
16 × 10	41.5	53	22.6	32
16 × 8	36.1	47	19.7	29
16 × 6（上顎）	27.6	35	15.1	22
16 × 6（下顎）	27.0	39	14.7	24
16 × 4	18.1	25	9.8	16
8 × 8	21.4	29	11.7	18

（Morant JJ, Salvad'o M, Hern'andez-Gir'on I, Casanovas R, Ortega R, Calzado A：Dosimetry of a cone beam CT device for oral and maxillofacial radiology using Monte Carl Techniques and ICRP adult reference computational phantoms, Dentomaxillofacial Radiology, 42：92555893, 2013. より引用改変）

文　献

1）ICRP Publication 93, 2003：デジタルラジオロジーにおける患者線量の管理，丸善，東京，2007.

2）ICRP Publication 105, 2007：医療における放射線防護，〈http://www.icrp.org/docs/p105_japanese.pdf〉

3）ICRP Publication 103, 2007：国際放射線防護委員会の 2007 年勧告，〈http://www.icrp.org/docs/P103_Japanese.pdf〉

4）Ludlow JB, Ivanovic M：Comarative dosimetry of dental CBCT devices and 64-slice CT for oral and maxillofacial radiology, Oral Surg Oral Med Oral Pathol Oral Radiol, 106：106-114, 2008.

5）岩井一男, 西澤かな枝, 三島　章, 江島堅一郎, 橋本光二, 小林　馨：歯科用コーンビーム CT による患者の臓器・組織線量と実効線量の推定, 歯科放射線, 48：68-74, 2008.

第3章　画像情報と画像処理

確認しよう！

01 アナログデータのデジタル化を行う際に必要な作業はどれか。2つ選べ。

a　量子化　　　　b　均一化
c　適正化　　　　d　標本化
e　仮想化

［解答］**a、d**

［解説］アナログデータをデジタルデータにするには、最初に「標本化」でピクセルに変換を行い、その後、「量子化」でピクセルごとの色を決定する必要があります。

02 一般的なグレースケール画像の階調はどれか。1つ選べ。

a　16階調　　　　b　32階調
c　64階調　　　　d　128階調
e　256階調

［解答］**e**

［解説］256階調があれば、隣り合った色との違いが肉眼では見分けにくくなります。そのため、グレースケール画像の一般的な階調は256階調（8ビット）です。

03 DICOMタグに含まれるデータはどれか。すべて選べ。

a　氏名　　　　　b　性別
c　住所　　　　　d　患者ID
e　生年月日

［解答］**a、b、d、e**

［解説］DICOMタグには患者情報、撮影情報、画像データ情報があり、ここでは患者情報について設問した。患者の住所は、DICOMの患者情報には含まれていない。

04 初診日にCT検査を行った。このCT検査のDICOMでの呼び方はどれか。1つ選べ。

a　Patient（患者）
b　Study（スタディ）
c　Series（シリーズ）
d　Image（イメージ）
e　Modality（モダリティ）

［解答］**b**

［解説］CT、MRIや超音波断層検査などの画像検査方法のことを、よくModality（モダリティ）というが、DICOMではこのようなModality（モダリティ）を使って1回検査したことをStudy（スタディ）と呼ぶ。調査、検討、検査の意味。

05 海綿骨骨梁の連続性を評価するのに適した画像処理はどれか。1つ選べ。

a　濃度調整
b　コントラスト調整
c　ローパスフィルタ処理
d　二値化フィルタ処理
e　細線化フィルタ処理

［解答］**e**

［解説］海綿骨には、さまざまな幅や石灰化度の異なる骨梁が含まれています。連続性を評価するためには、それらの情報が消去された単純な線状構造として評価するのが適していますので、細線化フィルタ処理が適しています。

確認しよう！

06 歯科領域の撮影システムで、撮影後ただちに画像描出が可能なのはどれか。2つ選べ。

- a　IP
- b　CCD
- c　増感紙
- d　CMOS
- e　フィルム

［解答］　**b、d**

［解説］　歯科領域のエックス線撮影には口内法、口外法とあり、従来はデンタルフィルムのノンスクリーン系と増感紙系の2種類で行われてきました。しかし、現在ではデジタル系システムの導入により、画像系の変化が著しいです。フィルムの代わりにCCDセンサ、CMOSセンサ、IPなどが使用され、デジタルデータとして画像が形成されています。その利点は、CCD、CMOSセンサを使用した場合、電気信号がケーブルを介して直接コンピュータに伝送され、短時間でモニタに画像描出が行われます。IPは、読み取り操作があるため、またフィルムは現像過程があるため、時間がかかるという欠点があります。

07 IPシステムの特徴で正しいのはどれか。2つ選べ。

- a　受光面が小さい。
- b　現像過程で時間を必要とする。
- c　リアルタイムで画像が描出される。
- d　フィルムと同様に扱うことができる。
- e　レーザー光で画像を電気信号に変換する。

［解答］　**d、e**

［解説］　歯科用デジタルシステムのセンサには、CCD、IPなどがあり、それぞれ特徴があります。CCDは、センサとコンピュータが接続されているため、リアルタイムの画像描出が可能です。一方、IPはフィルムと同型をしていて、レーザーでエックス線分布を電気信号に変換しています。

08 デジタルパノラマエックス線撮影の特徴で正しいのはどれか。1つ選べ。

- a　増感紙を使用する。
- b　被曝線量は増加する。
- c　画像は経年的に劣化する。
- d　フィルム法より解像度が高い。
- e　IPあるいはCCDが使用される。

［解答］　**e**

［解説］　デジタルパノラマ撮影には、センサとしてIPあるいはCCDを接続し、短冊状にして使用します。近年、FPDが使用されるようになり、FOVが大きくなりました。被曝線量は、デジタル化により低減することが可能になりました。解像度はフィルム法には及びません。

第3章 画像情報と画像処理

確認しよう！

09 歯科用デジタルエックス線撮影システムの解像力に影響するのはどれか。1つ選べ。

a 管電圧
b 管電流
c 撮影時間
d 画素の大きさ
e センサの大きさ

［解答］ **d**

［解説］ 解像度に影響するのは画素の大きさであり、小さくなると解像度は高くなります。

---

10 歯科用デジタルエックス線撮影システムの特徴はどれか。2つ選べ。

a 被曝線量が多い。
b 画像処理が可能である。
c 画像は電子媒体に保管する。
d 画像の検索には時間がかかる。
e 解像度は任意に変更ができる。

［解答］ **b、c**

［解説］ デジタルシステムであることから、電子媒体に保管が可能であり、検索、画像処理などが短時間で可能です。解像度は画素で決定されるため、任意に変更はできません。

---

11 歯科用 CBCT の特徴で正しいのはどれか。1つ選べ。

a FOV が大きい。
b CT 値が計測できる。
c 軟組織の描出に優れる。
d らせん状にスキャンする。
e 全身用 CT に比較して解像度が高い。

［解答］ **e**

［解説］ 歯科用 CBCT は小照射野コーンビーム CT といい、エックス線のビームがコーン状になっています。全身用 CT と異なり CT 値は計測できないため、軟組織画像は描出されません。硬組織の解剖学的画像の描出に優れています。

第4章

特殊な画像と歯科用デジタルエックス線システム

この章のポイント

- 三次元画像は、二次元断面（スライス）を積み重ねて構築される。
- 被写体を自由な位置の断面によって観察するのが、多断面再構築法（MPR）である。
- ボリュームおよびサーフェスレンダリングでは、立体的な画像を表示する。
- ネットワークを介した遠隔画像診断には、セキュリティを確保した情報通信システムが必要である。
- 造影剤が流れる血管や骨組織の経時的変化を描出する技術が、サブトラクションである。
- 画像処理技術によって診断を支援するのが、コンピュータ支援検出／診断（CAD）である。

01 ▶▶ 三次元画像

❶ 三次元画像とは

　三次元とは、一般的に幅、奥行き、高さの三つの次元が存在する空間を指します。線は一次元、面は二次元となります。私たちが生活している世界は、幅、奥行き、高さがありますので、三次元です。

　物理学や数学では、三次元（空間）上の点は直交座標系を用いて、X軸（幅）、Y軸（奥行き）、Z軸（高さ）の3方向の実数で表示することが可能です（図1）。

　CT（コンピュータ断層撮影法）検査やMRI（磁気共鳴映像法）検査では、体の断面像を撮影することができます。この断面像のデータは数mmの厚みをもっていますが、平面上に投影されるので、二次元の画像といえます。従来は、いくつもの断面写真を並べて、病変を診断したり、治療計画の立案が行われてきました。しかし、治療の対象となる人間は立体的なので、病変の広がりを確認したり、手術範囲を決定する際には、三次元的（立体的）に見えたほうが便利です。そこで、コンピュータ上で、二次元の画像を積み重ねて、立体的に見てみようという試みが行われてきました。ある種の▶CG（コンピュータグラフィックス）です。放射線医学領域では、コンピュータソフト上で、立体的に構築された画像のことを三次元画像と呼んでいます（図2）。

　では、この三次元画像を構築するためには、何が大切なのでしょうか。三次元画像の構築は、積み木とよく似ています。積み木を立体的に組み立てるためには、1個1個の積み木（三次元画像ではボクセルといいます）のX、Y、Z方向の位置情報が必要です。積み木の配置を間違えると、何を作ったかわからないようなものができあがります。また、積み木の1個1個の大きさ（三次元画像ではボクセルサイズといいます）が大きすぎると、大きな段差ができます。三次元画像で

▶ **CG (Computer Graphics)**
コンピュータを利用して作成される画像の総称のことで、現在、アニメーションの作成やゲームソフトの映像、SF映画の特殊効果には欠かせない技術となっています。

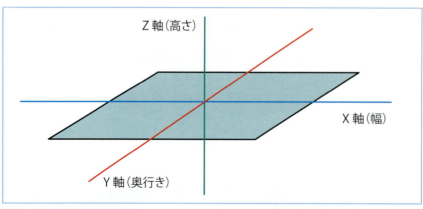

図1　三次元上の点の表示

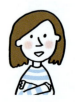

三次元画像を構築するために大切なことは何だろう？

01 　三次元画像

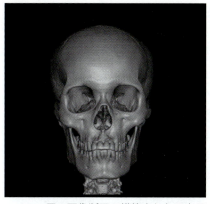
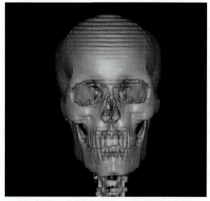

a　1mm厚の画像断面で構築された三次元画像
b　5mm厚の画像断面で構築された三次元画像

図2　放射線医学領域における三次元画像

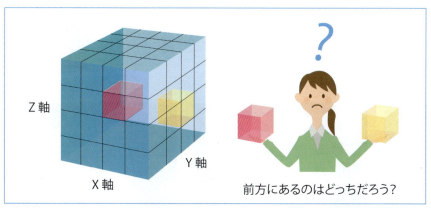

図3　三次元画像は、XYZ方向の位置情報が大切

は、このボクセルの三次元的位置情報と大きさが重要となります（図3）。三次元画像から、距離計測や体積の測定を行うことができるのも、ボクセルの三次元的な位置情報と大きさがわかっているからです。

　コンピュータの性能も重要です。たとえば、1枚のCT画像は1行が512個の画素で構成されており、これが512列あります。100枚のCT断面画像を三次元画像にするということは、画像データの数は512×512×100＝2,6214,400となり、約2千6百万個の積み木を組み立てることと同じになります。三次元画像を回転させたり、切ったりするためには、瞬時に2千6百万個の画像データを計算しなければなりません。近年、コンピュータの性能が向上したことにより、三次元画像による診断が広く普及しました。

　三次元画像は、主としてCTやMRIなどの断面画像データを基に作成されますが、各ボクセルのXYZ方向の位置情報があれば、超音波画像や病理組織像でも三次元画像が構築できます。なお、歯科用CTは撮影の時点で三次元データを収集するので、全身用CTやMRIなどとは三次元画像の構築の方法が若干異なります。

第4章 特殊な画像と歯科用デジタルエックス線システム

　この三次元画像はコンピュータのモニタ上（平面）に表示されますので、厳密に言えば、二次元の画像です。したがって、視覚的にあたかも立体のように見せたり、XYZ方向の情報を観察しやすくするような工夫が必要で、特殊な表示法や画像処理法が利用されます。

　三次元画像を立体に見せるために不可欠な画像処理法が、シェーディング（影付け）です。われわれの目で、立体が認識できるのも光と影があるからです。シェーディングでは、仮想の光源に対して物体表面がどれだけ光を反射するのかを計算します。一般的に、光源に対して正面は光が強く反射するので明るく表示し、光源に対して斜めの面は光が別の方向に反射するので暗く表示します。この反射する光を調整することで、三次元画像の印象が異なってきます（図4、5）。

　三次元画像の基となるボクセルデータには、白黒の濃度情報が含まれています。この白黒の濃淡の値（グレー値）に色をつけることも可能です。これを疑似カラー化と呼びます（図6）。骨や歯、筋肉などを同時に三次元画像として表示する際は、白黒の濃淡だけでは認識することが難しい場合があるので、疑似カラー化が利用されます（図7）。

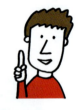

三次元画像を立体に見せるのに不可欠なのが、シェーディングだよ。

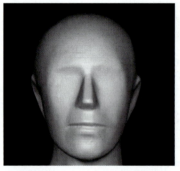

a 標準的なシェーディング（影付け）
正面は明るく、斜めの面は暗くなっている。

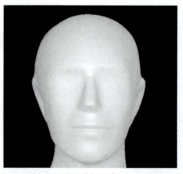

b 反射する光の差を減らした三次元画像
立体感のない画像となる。

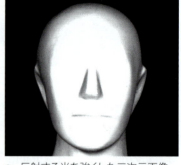

c 反射する光を強くした三次元画像
明るすぎて立体感に欠ける。

図4　シェーディング

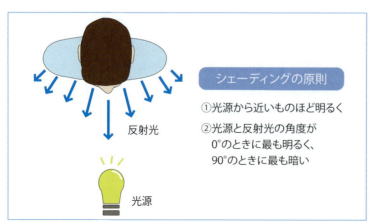

シェーディングの原則
①光源から近いものほど明るく
②光源と反射光の角度が0°のときに最も明るく、90°のときに最も暗い

図5　シェーディングの原則

CT値は組織を透過したエックス線の減弱を数値化したもので、組織固有の数値をとります。このCT値やグレー値の差が大きい組織ほど、三次元処理（疑似カラー化や分離）が正確に行えます。三次元画像を表示する際に、CT値やグレー値の範囲を指定する必要があるからです。

これを閾値処理あるいは、しきい値処理といいます。たとえば、CT値は水が0 H.U.（● Hounsfield Unit：ハンスフィールドユニット）と定義されており、空気のCT値は－1,000H.U.、筋肉は50〜70H.U.となります。水と空気のCT値には1,000もの開きがあり、閾値処理により、確実に分離表示できます。一方、水と筋肉のCT値は近いので、それほど容易ではありません。特に筋肉、血管、神経などはほぼ同じCT値なので、これらの組織を単独で三次元表示するためには、別の検査法（MRI）や血管造影が必要となります。

なお、閾値（画像表示のための基準値）を少し変えただけでも、三次元画像の印象が変わってきます。三次元画像上で組織の距離や体積の計測を行う場合は、この閾値の設定に十分注意を払う必要があります。

> **Hounsfield Unit**
> CTの開発によりノーベル生理学・医学賞を受賞した、Godfrey Newbold Hounsfieldの名前から付けられたCT値の単位です。

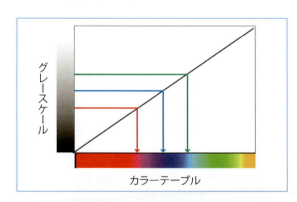

図6　疑似カラー化
グレー値やCT値（白から黒までの濃淡）に特定の色を割り振ることを疑似カラー化と呼ぶ。

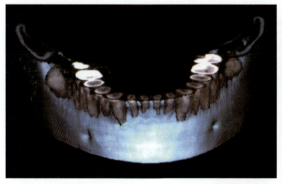 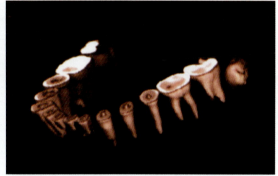

図7　CT画像データから構築した下顎骨（左）と、さらに分離抽出した歯列（右）
シェーディングと疑似カラー化を用いている。また、下顎骨には透過性をもたせることにより、下顎骨表面と歯根が同時に観察できる。

第4章 特殊な画像と歯科用デジタルエックス線システム

COLUMN

全身用CTと歯科用CBCTの三次元画像

　全身用CTは、扇状のエックス線ビーム（ファンビーム）で得られた断面画像を積み重ねて、三次元画像を作成します（図8、9、10）。近年は、エックス線検出器が何列も並んだ（4から320列）マルチスライスCTが主流となってきており、高速で広範囲の撮影ができ、しかも薄い断面の撮影が可能なため、高解像度の三次元画像の構築が可能です。

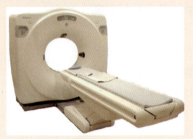
図8　全身用CT

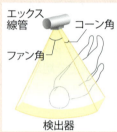
図9　ファンビーム

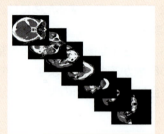
図10　断面像の積み重ね

　歯科用CBCTでは、円錐状のエックス線ビーム（コーンビーム）を用い、●ボリュームで画像データを取得します（図11、12、13）。全身用CTとは異なり、エックス線照射野を変更することが可能です。小照射野を選択すれば、さらに高解像度の三次元画像が得られます。また、被曝量も少なくなります。

照射野を小さくすると、ボクセルサイズが小さくなります！

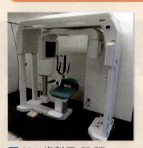
図11　歯科用CBCT

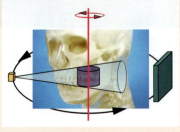
図12　コーンビーム

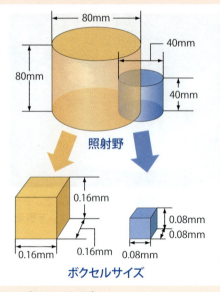
図13　ボクセルサイズ

76

01 | 三次元画像

❷ さまざまな三次元表示法

a. 多断面再構築法（Multi Planner Reconstruction；MPR）

　三次元画像の任意の断面を表示する方法です。任意断面の○画像データを抽出するだけなので、複雑な演算処理は必要とせず、一般的な画像処理ソフトで構築できます（図14）。根尖と上顎洞、下顎管との関係や、病変と周囲組織との関係を観察するのに不可欠な画像表示法です。

○**ボリューム（volume）**
volumeという英単語には、書物、巻、体積、容量、音量、生産高、操業度など、さまざまな意味がありますが、この章で使用しているボリュームは立体的な塊という意味です。

○**画像データ**
画像ファイルに含まれるさまざまなデータのうち、三次元画像に必要な画像データは、主にボクセルサイズと位置情報です（第3章02節「DICOM画像」参照）。

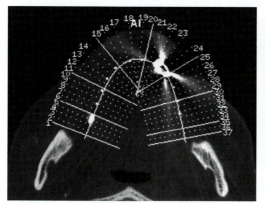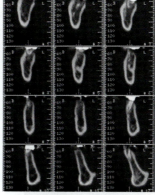

図14　インプラントの術前診断のために作成したCTの多断面再構築画像（MPR）

b. 最大値投影法（Maximum Intensity Projection；MIP）

　三次元画像に対し、任意の視点方向で投影処理を行い、その視点方向の最大値を表示する方法です（図15）。主に造影CTや○MRアンギオグラフィでの血管描出に用いられています（図16）。ノイズの影響を受けにくいという利点がありますが、周囲解剖構造との位置関係がわかりにくいという欠点が同時にあります。同様の手法で最小値を投影したり（Minimum Intensity Projection；MinIP）、全数値を合算する方法もあります。合算した場合は単純撮影と同じような画像になります。

○**MRアンギオグラフィ**
MRIの撮像法の一つで、血管を三次元的に描出できます。通常、血管を描出するには経動脈造影が必要で危険を伴いますが、この撮像法は必ずしも造影剤を必要としないため（造影剤を使用する場合でも経静脈造影です）、安全な検査法です。

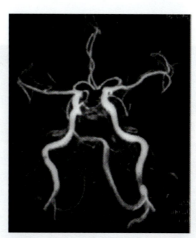

各視点方向から投影して、各列・各段の最大の信号だけを写し出す。

図15　最大値投影法（MIP）

図16　MRアンギオグラフィでの最大値投影法による頭蓋内血管の描出

77

c. サーフェスレンダリング (Surface Rendering)

　表面処理法 (Shaded Surface Display；SSD) とも呼ばれ、三次元画像データから対象となる表面情報のみ（皮膚や骨）を抽出し、シェーディング（影付け）により奥行きをもたせて、立体的な画像として表示する方法です（図17）。いろいろな方向から立体構造を観察することが可能です。適切なシェーディングにより、詳細な表面形状を描出できます。

　表面だけのデータなので、他の組織を同時に描出できないのが欠点です。三次元画像を回転させながら、さまざまな角度から観察できるので、三次元を実感できます。このサーフェスレンダリングによる画像と、次のボリュームレンダリングによる画像のみを、三次元画像と呼ぶこともあります。

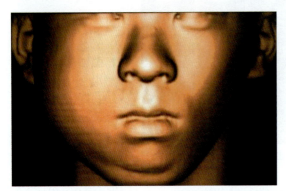

図17　CT像によるサーフェスレンダリング

d. ボリュームレンダリング (Volume Rendering)

　表面データだけでなく、全データから三次元表示を行う方法です。サーフェスレンダリングとは異なり、皮膚、骨、血管などの解剖構造を同時に描出できます。異なった組織を描出するため、組織ごとに色を付けて表示（疑似カラー化）する場合があります（図18）。また、重なった組織を表示する際は、各組織に透過性をもたせます（図19）。

（泉　雅浩、有地榮一郎）

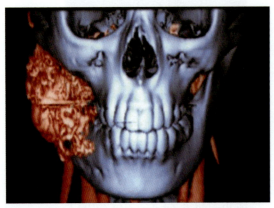

図18　ボリュームレンダリングによる骨と血管の描出

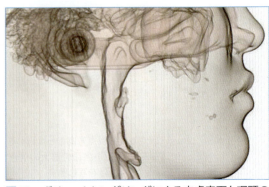

図19　ボリュームレンダリングによる皮膚表面と咽頭の描出
皮膚に透過性をもたせ、さらに、骨や筋肉を消去する。

文　献

1) 岡野友宏, 小林　馨, 有地榮一郎編：歯科放射線学, 第5版, 医歯薬出版, 東京, 2013, 151-157.
2) 高野基信, 村上克彦, 鈴木憲二, 片倉俊彦：ワークステーションによる画像処理と3D画像の関連性, INNERVISION, 15 (12)：7-11, 2000.
3) 山本修司：マルチディテクタCTの臨床応用ー isotropic voxel の限界を求めてー：東芝マルチスライスCTユーザの立場から, INNERVISION, 15 (12)：18-23, 2000.
4) 平野　透：脳腫瘍の3D-CT Angiogaphy, INNERVISION, 15 (12)：35-40, 2000.
5) 市川勝弘：CTにおける三次元画像処理の基礎技術, 日本放射線技術学会雑誌, 56 (6)：806-813, 2000.
6) 辻岡勝美：X線CT装置の機器工学 (7) ー三次元表示ー, 日本放射線技術学会雑誌, 58 (8)：1023-1027, 2002.

第4章 特殊な画像と歯科用デジタルエックス線システム

02 ▶▶ コンピュータ支援検出／診断（CAD）とデジタルサブトラクション

❶ コンピュータ支援検出／診断（CAD）

a．CADとは

　画像診断（読影）において、病変の見落とし（False Negative）や判断ミスはあってはならないことですが、現実には残念ながらゼロとは限らないという問題点があります。一例ですが、胸部単純エックス線写真による肺疾患検出の病変の見落としの割合は、約30%もあったという報告があります[1]。

　このような医師の病変の見落としの原因は、検知ミス（Search Error：30%）、認知ミス（Recognition Error：25%）、判定ミス（Decision-Making Error：45%）との分析結果があります[2]。すなわち、これらはすべて人為的ミス（Human Errors）が原因となります。したがって、コンピュータ支援診断（Computer-Aided Diagnosis；❯CAD、シーエーディもしくはキャドと発音されます）と呼ばれるシステムの開発と実用化に対して、大きな期待がもたれます。

　このCADとは、エックス線画像に代表される医用画像に対して、コンピュータで定量的に解析された結果を"第二の意見（Second Opinion）"として利用する「医師（歯科医）による診断」であると定義されます[3]（図20）。最終診断は必ず医師が行うものであり、医師をコンピュータ（CAD）に置き換えようとする、いわゆる「❯自動診断」とは全く異なる概念・目的であり、十分な注意が必要です。

❯CAD
第5章01節②「歯科CAD/CAMシステム」で解説される「コンピュータ支援設計」を意味する、いわゆるComputer-Aided Design（Designing）の略であるCAD（キャド）とは全く異なるので、注意が必要です。

❯自動診断と支援診断
自動診断システムでは、人間（医師）の診断（読影）をコンピュータに置き換えることを想定しているため、コンピュータが医師の性能を超えるか、それに匹敵する性能を有するシステムの開発を目指します。したがって、検出を目的とした自動診断システムでは、検出性能が高く、かつ、間違って検出する偽陽性候補の数もきわめて少なくなるような性能を追求します。一方、CADシステムでは、CADの解析結果を医師に提示して、医師のうっかりミス（見落とし）を防止したり、鑑別診断の補助に利用するなど、補完的な役割でも有効になり得ます。したがって、CAD単体での性能が必ずしも医師単独での性能を上回る必要はありません。

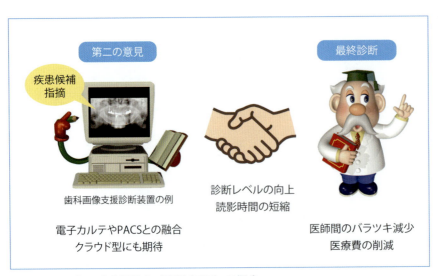

図20　コンピュータ支援検出／診断（CAD）の概念

b. CADe vs CADx

　最近では、病変部の検出支援（存在診断の支援に相当します）と、病変部の鑑別支援やリスク評価に関する診断支援（質的診断の支援に相当します）を区別して、それぞれ、コンピュータ支援検出（CADe；Computer-Aided Detection）とコンピュータ支援診断（CADx；Computer-Aided Diagnosis）と表現することが多くなっています。なお、これらの総称として、単にコンピュータ支援診断（CAD）ということが一般的です。

　CADeでは、コンピュータで自動検出された病巣の候補位置を、モニタに表示された画像上に、マーカー（たとえば、▲や＊のような印）で指示するとか、あるいは関心領域を四角や円形で囲むことによって、医師が気づかない病巣やそのうっかりミスに対して、これらの見落としを減少させることを期待するものです。特に、集団検診のような大量の画像読影を実施するような現場では、効果がより大きくなると考えられます。

　CADxでは、画像による病巣の良悪性鑑別のような病変部の質的診断が難しい場合に、コンピュータ分析された定量的なデータ（確率のような数値データ）を医師に提示することによって、医師の客観的な判断を可能にし、診断の正確度を向上させることを目的とします。また、リスク評価として、画像から骨粗鬆症のリスクを推定する研究などが行われています。

　CADeもCADxもともに、医師の読影経験の相違による病巣検出の読影結果の医師間のバラツキを減少させ、より高いレベルに診断を維持できるという期待があります。このように、コンピュータ支援検出／診断（Computer-Aided Detection/Diagnosis；CAD）には、画像読影に対する診断の正確度の向上や再現性の向上、さらには性能が向上すれば、読影時間の短縮、すなわち生産性の向上も可能になると期待されています。

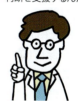

CADは、見落としを減らして、判断を支援するんだ。

c. 利用方法

　CADは、医療機器（ソフトウェア単体であっても）であるため、いわゆる薬事承認が必要となります。アメリカや日本の薬事審査で承認され、現在利用されているシステムは、CADeに限定されます。

　CADの利用方法は、医師は最初に「CADeなし」でまず読影し、その後、「CADeの出力結果を利用」して最終読影を行います（Second Reader CAD）。このようにCADを利用することにより、うっかりミスを防ぐことが可能になります。これに対して、最初からCADeの結果を参考にして同時に読影を行う「同時（Concurrent）CAD」という利用方法も議論されています。

d. 評価方法

　CADシステム自体の技術的な評価は、真陽性率（True Positive Fraction）あるいは検出率（Detection Rate）と、偽陽性率（False Positive Fraction）、あるいは画像1枚あたりの偽陽性数（Number of False Positives/Image）で行うことが一般的です。

　また、CADシステムが利用されたときに役立つかどうかの評価は、医師が「CADを利用しなかったとき」（CADなし）と、「CADを利用したとき」

（CADあり）の読影結果に対して、●ROC曲線（Receiver Operating Characteristic Curve）を用いた解析方法で評価します[3, 4]。

さらには、臨床現場で利用する臨床評価も必要になります。そのような臨床評価の代表例として、Freerらの研究があります。これは、乳癌検診におけるエックス線画像（マンモグラフィ）を用いた前向き研究（Prospective Study）になりますが、CADeの利用によって19.5%の乳癌の検出率が向上したと報告されています[5]。

e．商用化された世界初のCAD

世界で最初に商用化されたCADは、マンモグラフィに対するものになります（1998年）。当時のCADシステムは、レーザーデジタイザでフィルムをデジタル化する方式のものでした。最近の報告では、マンモグラフィCADシステムは全世界で1万台以上も使用されており、アメリカでは、大半のマンモグラフィに対してCADを用いて診断されようになったといわれています。このように、アメリカでマンモグラフィCADが大成功を収めた大きな要因は、マンモグラフィCADの利用に対して、2001年4月から保険の適用が可能になったことにあります。

その後、胸部単純エックス線写真や胸部CT画像における肺疾患検出のCADや大腸ポリープ検出のCADなどが、アメリカにおいてFDA（食品医薬品局）の承認を得て商用化されるようになりました。

f．歯科領域におけるCADの開発事例

歯科領域におけるCADの開発事例として、パノラマエックス線写真における例を紹介します[6, 7]。パノラマエックス線撮影装置は、ほとんどの歯科医院が保有しているといっても過言ではありません。近年の研究成果により、この歯科パノラマエックス線写真には、歯科疾患だけでなく全身疾患に関連する情報も含まれることが明らかになっています。愛知県や愛媛県の歯科医師会を中心に、歯科医院における骨粗鬆症のスクリーニング検査が実施されるなど、近年、医科と歯科が連携した新しい検査の取り組みが徐々に広がりを見せています。

しかし、多くの歯科医（特に歯科開業医）は、全身疾患の異常像の読影に慣れていません。また、限られた時間内に診療を行う歯科医が、すべての画像を綿密に観察するのは困難であり、もっぱら治療予定の歯の疾患の診断のためだけに利用しているのが現状であるといえます。そこで、パノラマエックス線写真を定量的に解析し、全身疾患が疑われる症例を検知して歯科医に提示するCADシステムがあれば、歯科医はコンピュータによる客観的な解析結果を参照し、短時間で効率的に疾患が疑われる部位を注視でき、歯科医院における全身疾患のスクリーニング検査の取り組みを支援できると考えられます。

パノラマエックス線写真上に描出される全身疾患と関連する特徴には、
　①下顎皮質骨の厚みの減少
　②頸動脈の石灰化の存在

●ROC曲線

ROC曲線（Receiver Operating Characteristic Curve：受信者動作特性曲線）は、元来、レーダーシステムの通信工学理論として開発されたものであり、雑音（Noise）の多いレーダー信号の中から敵機の存在（信号）を検出するための方法として開発されたものです。医用画像解析にも応用されており（ROC解析）、検査画像の画質の主観的な評価やCADの評価にも使われます。グラフの縦軸には真陽性率（あるいは感度Sensitivityとも呼ばれます）、横軸には偽陽性率をプロットして曲線が作成されます。なお、CAD自身の性能評価には、横軸に偽陽性数／画像をとったFROC曲線（Free-Response ROC Curve）が用いられます。

02 コンピュータ支援検出／診断（CAD）とデジタルサブトラクション

　③上顎洞のエックス線不透過
がありますが（図21）、①は骨粗鬆症、②は動脈硬化性疾患、③は上顎洞炎が示唆されます。
　そこで、①下顎皮質骨の厚みの自動計測、②頸動脈石灰化の自動検出、③上顎洞のエックス線不透過をわかりやすく表示（指摘）する三つのコンピュータアルゴリズム（CAD）の開発が行われています[6,7]（図22）。
　汎用のPC上で動作するCADシステムの開発のほかに、歯科用PACSシステムと連携したシステムや、情報通信（ICT）技術を活用し、遠隔診断とクラウドコンピューティング型のCADを有機的に結合させたシステムの開発

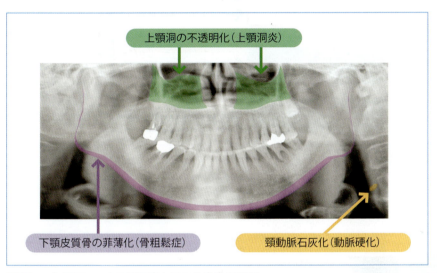

図21　パノラマエックス線写真と三つの疾患の関係

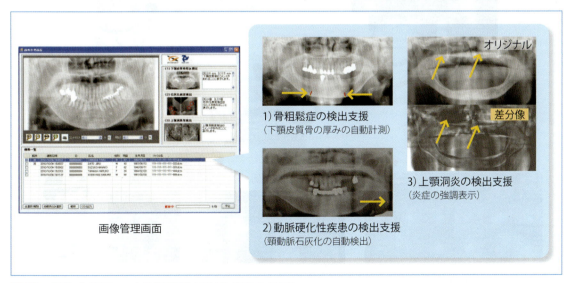

図22　歯科パノラマエックス線写真におけるCADシステム
（藤田広志, 原　武史, 周　向栄ほか：コンピュータ支援画像診断技術の最先端, 非破壊検査, 60（12）：686-693, 2011. より引用改変）

第4章　特殊な画像と歯科用デジタルエックス線システム

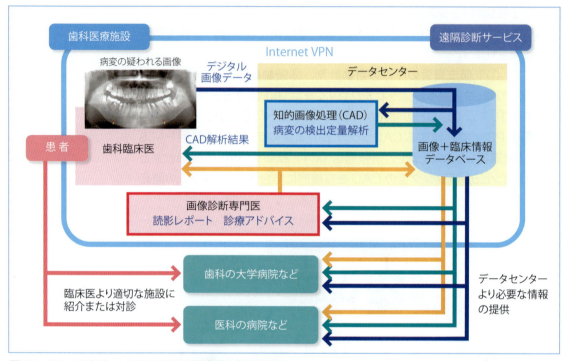

図23　CADの活用によるICT高度画像診断支援システム
（Katsumata A, Fujita H：Progress of computer-aided detection/diagnosis (CAD) in dentistry, Japanese Dental Science Review, 50：63-68, 2014. より引用改変）

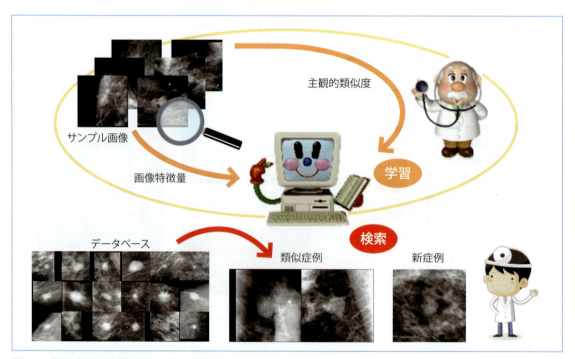

図24　類似症例画像検索型CADの概念図
（写真提供：岐阜大学 村松千左子先生）

（図23）も行われています。このようなシステムが実際に活用されるようになると、医科、歯科（専門医）、歯科（開業医）のシームレスな連携が可能となり、地方の歯科医院を受診した場合でも、都市部と同等の専門性の高い診断ができ、さらに、全身疾患の早期発見も可能になると期待されています。

上記の例以外にも、歯周病などの歯科特有の病変を解析するCADも開発が進められています。また、パノラマエックス線写真に限らず、歯科用CBCTのCADについても開発が行われるようになっています。

g. CADの今後

CADは、医用画像診断において必要不可欠なツールであることは、もはや誰も疑う余地がありません。しかしながら、さらなる精度の向上、特に偽陽性候補の減少については、技術的な大きな課題になっており、これには新しい画像処理・認識分野の技術革新に期待がもたれます。類似画像を提示する方式のCADの研究開発も盛んであり（図24）、また、個別のCADではなく、クラウド型のCADシステムへの期待にも大きなものがあります。

❷ デジタルサブトラクション

放射線画像のデジタルサブトラクションとは、異なった条件で撮影した二つのデジタル画像を、両画像の各画素を対応させて所定のパラメータにより減算処理（サブトラクション）して、目的とする情報を取り出して画像とすることです。

a. デジタルサブトラクションアンギオグラフィ

サブトラクション処理には、いくつかの方法があります。最も普及しているのは、血管造影に用いられるデジタルサブトラクションアンギオグラフィ（Digital Subtraction Angiography；DSA）です（図25）。

造影剤注入前の画像（マスク画像）と、血管内に造影剤を注入した状態で撮影した画像との間で差分処理を行い、読影・診断に支障する骨の陰影などを消去し、血管像を描出する方法です。心臓の冠状動脈や脳血管の❷IVR治療で多用されます。歯科領域では、同様の手法を応用して、唾液腺の導管や顎関節腔の描出が試みられています。

b. 経時サブトラクション

もう一つの技術が❷経時サブトラクションです。歯科臨床では、歯周病の進行に関連する、歯を支える骨（歯槽骨）の吸収の程度を観察するために、定期的なエックス線撮影が行われることがあります。異なった日時に撮影された歯科エックス線画像から、歯槽骨のわずかな変化を検出するために、経時サブトラクション処理が有効です（図26）。

歯周病の検査に汎用される口内法（デンタル）エックス線撮影は、複雑で狭い口のなかに検出器（フィルム）を挿入する特殊な手技です。同じ人の同じ歯を撮影したとしても、エックス線管、被写体（歯）および検出器の位置関係を、撮影ごとに同じ条件に保つことが難しく、従来は、特殊な位置決め

---

❷IVR

インターベンショナル・ラジオロジー（Interventional Radiology；IVR）は、放射線診断技術の治療的応用という意味ですが、血管内治療あるいは血管内手術とも呼ばれ、低侵襲治療および画像支援治療もほぼ同義語です。エックス線透視画像（CTあるいは超音波画像を用いるものもある）を見ながら体内に細いチューブ（カテーテル）や針を入れて病気を治す治療法です。IVRは血管（Vascular）IVRと非血管（Non-vascular）IVRに大別され、癌の治療や血管の治療に広く応用されています。

❷経時サブトラクション

撮影時期の異なる同一患者のエックス線画像の間でサブトラクション処理を行い、経時変化部分を強調処理する技術。胸部エックス線画像を基にした肺癌やじん肺の検出や、経過観察の有効性が注目されています。経時サブトラクションの実施にあたっては、違う時期に異なった条件で撮影された画像同士を差分処理するにあたって、画像間の位置ずれを補正する技術が重要となります。

第4章　特殊な画像と歯科用デジタルエックス線システム

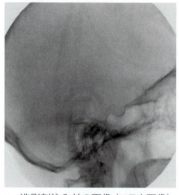 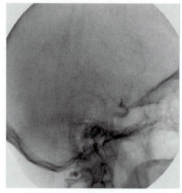 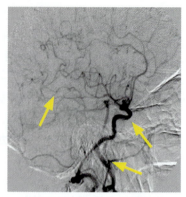

a　造影剤注入前の画像（マスク画像）　　b　造影剤注入した画像　　c　血管のみ抽出したサブトラクション画像

図25　サブトラクションによる血管造影像（アンギオグラフィ）
造影剤注入の直前にマスク画像を撮影する。造影剤を注入しながら撮影した画像から、マスク画像を差し引くサブトラクション処理によって、脳血管（矢印）を描出する。

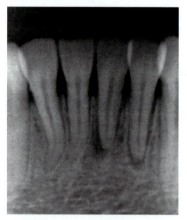 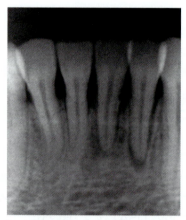 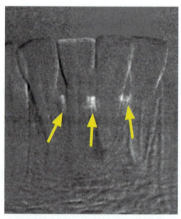

a　初診時のエックス線画像　　b　1年後のエックス線画像　　c　歯槽骨吸収の進行を表すサブトラクション画像

図26　歯槽骨吸収の経時サブトラクション画像
撮影時期の異なる2枚のエックス線画像のサブトラクション処理により、歯槽骨の吸収（矢印）が描出される。

装置を用いた規格撮影が必要でした。
　現在は、ソフトウェアで画像の歪みや位置の補正が可能となったため、厳密な規格撮影は必ずしも必要ではなくなりました。歯科臨床において、口内法エックス線撮影と並んで多用されるパノラマエックス線撮影も、従来は、画像の拡大や歪みが撮影ごとに変化することから、経時サブトラクションが困難とされてきました。これも、ソフトウェアで画像の歪みや位置を適切に補正することにより、サブトラクション処理が可能となりつつあり、臨床応用が期待されます。
　歯および周囲の骨に関するサブトラクション処理は、歯周病のほかに、歯

科インプラント埋入後の骨変化の評価や、骨移植された後の経過観察などにも用いられます。

c. エネルギーサブトラクション処理

　特定の物質が、特有の放射線エネルギー吸収特性を有することを利用して、同一の被写体に対してエネルギースペクトルの異なるエックス線を照射して2種類の画像を作成し、二つの画像の間でサブトラクション処理を行い、組織の組成や硬組織の密度などに関する情報を抽出する技術を、エネルギーサブトラクション処理と呼びます。

　同様の情報抽出は、1種類のエックス線を照射して検出器側で複数のエネルギー帯域に分割して撮像することでも達成できます。歯科領域では、骨や歯を構成する硬組織の質的診断などへの応用が期待されます。たとえば、歯の質を調べてう蝕のかかりやすさを評価したりすることが挙げられます。

（藤田広志、勝又明敏）

文　献

1) Suzuki K, Shiraishi J, Abe H, et al : False-positive reduction in computer-aided diagnostic scheme for detecting nodules in chest radiographs by means of massive neural networks, Academic Radiology, 12 (2) : 191-201, 2004.
2) Kundel H, Nodine C, Carmody D : Visual scanning, pattern recognition and decision-making in pulmonary nodule detection, Investigative Radiology, 13 (3) : 175-181, 1978.
3) 藤田広志, 石田隆行, 桂川茂彦監修 : 実践 医用画像解析ハンドブック, オーム社, 東京, 2012.
4) 桂川茂彦 : ROC 解析による画像の正しい主観的評価, 日本放射線技術学会雑誌, 60 (3) : 309-316, 2004.
5) Freer TW, Ulissey MJ : Screening mammography with computer-aided detection : Prospective study of 12,860 patients in a community breast center, Radiology, 220 (3) : 781-786, 2001.
6) 藤田広志, 原　武史, 周　向栄ほか : コンピュータ支援画像診断技術の最先端, 非破壊検査, 60 (12) : 686-693, 2011.
7) Katsumata A, Fujita H : Progress of computer-aided detection/diagnosis (CAD) in dentistry, Japanese Dental Science Review, 50 : 63-68, 2014.

03 ▶▶ 歯科用デジタルエックス線システムの概要

　歯科用デジタルエックス線システムとは、口内法やパノラマなどのエックス線画像をデジタル画像（第3章01節①「デジタル画像とアナログ画像」参照）として得るシステムのことです。エックス線画像は、被写体を通過したエックス線の量が白黒の濃淡として表示されたもので、エックス線フィルム上にはエックス線の量が直接反映されたアナログ情報として投影されます。デジタルエックス線システムでは、エックス線量をセンサにより検出し、アナログ情報をデジタル情報に変換し、デジタル画像を得ます。このシステムは、主にデジタルエックス線センサ、画像表示装置、画像データ保管装置から構成されています（図27）。

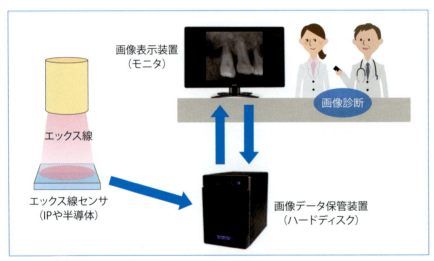

図27　デジタルエックス線システム

❶ アナログ情報とデジタル情報

　アナログ情報とは切れ目がない連続的な情報のことで、デジタル情報はとびとびの数値（離散的な値）のことです。よく例に挙げられるのが、アナログ時計（針がついた時計）とデジタル時計です。アナログ時計は秒針が連続的に動いているので、秒針を大きく拡大して分析すると1万分の1秒、1億分の1秒といった無限の情報を得ることができます。
　一方、デジタル時計はとびとびに表示されるので、最小の秒数よりも小さな時間情報を得ることができません。ただ、デジタル時計は数値なので瞬時にどちらが大きいがわかりますが、アナログ時計では小さな違いを比較す

ることは困難です。

　コンピュータはデジタル情報しか取り扱うことができないので、アナログ情報をデジタル情報に数値化（これをA/D変換といいます。第3章01節②「デジタル画像の成り立ち」参照）する必要があります。そのためには、切れ目がない連続情報を一定の間隔で分割したり、代表値を抽出する必要があります。

❷ デジタルエックス線センサ（検出器）

　エックス線は肉眼では見えないし、電荷ももたないので、特別な物質や機器で検出する必要があります。この検出機器をデジタルエックス線センサと呼んでおり、さまざまなセンサが歯科用に利用されています。

　センサの構造は非常に複雑ですが、原理は簡単です。エックス線をまず可視光（人間の目に見える光）に変換し、その可視光を電気エネルギーに変換（光電変換）するというものです。なぜ、可視光に変換する必要があるかというと、可視光を電気エネルギーに変換する技術（光電変換）は古くから開発されており、その技術を利用するほうが簡単だからです。

　太陽電池や太陽発電という言葉を聞いたことがあると思いますが、これは太陽光を電気エネルギーに変換する技術です。この技術が実現したのは、ヴィルヘルム・コンラート・レントゲン博士がエックス線を発見する以前のことです。現在、広くエックス線センサとして用いられているCCD（Charge-Coupled Divice：電荷結合素子）やCMOS（Complementary Metal-Oxide Semiconductor：相補型金属酸化膜半導体）は、デジタルビデオやデジタルカメラなど、別の分野で開発されたものです。

　残念ながら、デジタルビデオやデジタルカメラに用いられているCCDやCMOSでは、エックス線を検出できません。可視光とエックス線では光の波長（エネルギー）が大きく異なるからです。可視光もエックス線も電磁波で同じ仲間ですが、可視光の波長は❷ 380〜750nmの範囲にあり、エックス線の波長は❷ 1pm〜10nm程度です。

　波長の短いエックス線を、直接可視光に変換できる物質のことをシンチレータといいます。また、エックス線が照射された後、紫外線やレーザー光を照射すると可視光を発する物質も存在します。つまり、デジタルエックス線センサとは、デジタルカメラのレンズの表面にエックス線を可視光に変換する物質を置いたものと想像してください。

　このデジタルエックス線センサは2種類に大別できます。一つはIP（Imaging Plate：イメージングプレート）検出方式、もう一つは半導体検出方式です。IPはプレート表面に輝尽性蛍光体（BaFBr：Eu蛍光体）が塗布されており、照射されたエックス線エネルギーを蓄えます。一方の半導体（シリコン、アモルファスセレン、テルル化カドミウムなど）を利用したシンチレータは、すぐエックス線エネルギーを放出します。

> ❷ nm
ナノメートル（nanometre）は長さの単位で、10^{-9}メートル、つまり10億分の1メートルのことです。非常に短い長さを表す単位で、主に光の波長や原子、分子の構造を表すときに用いられます。

> ❷ pm
ピコメートル（picometre）も長さの単位で、ナノメートルよりもさらに1,000分の1短い10^{-12}メートル、1兆分の1メートルのことです。1ピコメートルは原子の大きさの約200分の1です。ピコメートルよりも1,000分の1短い単位をフェムトメートル（femtometre）といい、原子核の大きさを表すときに用いられます。

第4章 特殊な画像と歯科用デジタルエックス線システム

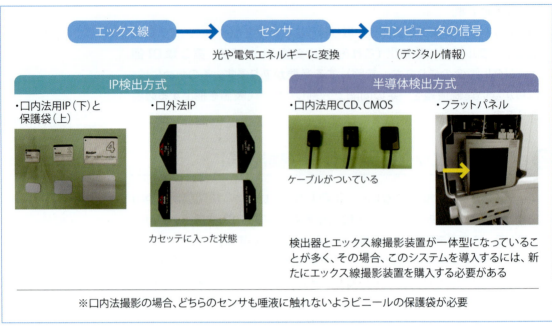

図28 デジタルエックス線センサ

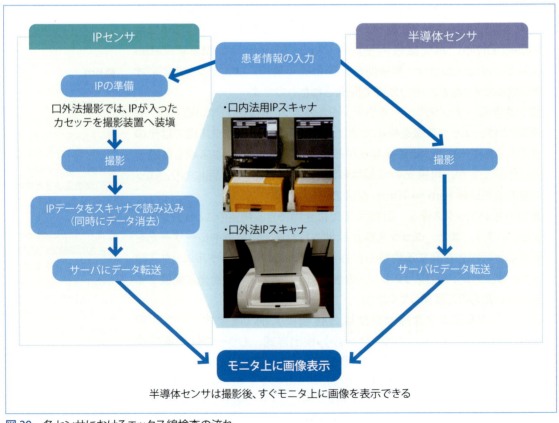

図29 各センサにおけるエックス線検査の流れ

03 　歯科用デジタルエックス線システムの概要

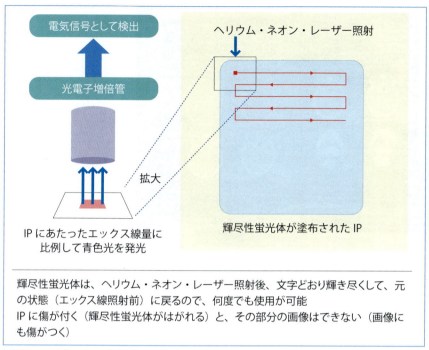

図30　IPスキャナの概念図

　半導体検出方式には、CCD、CMOS、フラットパネルセンサ（フラットパネルディテクタとも呼ばれている）があります。CCDとCMOSの構造は信号の転送方式が異なるだけで、非常に類似しています。また、フラットパネルセンサとは、パネル状の平坦なエックス線センサの総称であり、構造はCCDやCMOSと同じものが存在します（図28）。

　ただ、フラットパネルセンサの一部では、シンチレータを使用せず（エックス線エネルギーを可視光に変換することなく）、直接、電気エネルギーとして検出するものも開発されています。口内法で用いられるセンサは小型のIP、CCD、CMOSであり（第3章04節①「口内法（デンタル）エックス線画像」参照）、現在、口腔内に挿入可能なフラットパネルセンサは開発されていません。

　半導体検出型のセンサでは、エックス線が照射された後、ほぼ瞬時にデジタル画像をモニタ上に表示することが可能です。一方、IP検出型では、撮影後、プレート表面の輝尽性蛍光体にレーザー光を照射して、その発光量を読み取るため、専用の読み取り装置（スキャナ）とその操作時間が必要となります（図29、30）。しかしながら、IPは厚みが薄く、安価で、大きさも種々のサイズが揃っており、また、CCDやCMOSセンサのようにケーブルとつながれていないため、口内法撮影には有利と考えられます。

　なお、IPに使用されている輝尽性蛍光体は、レーザー光だけでなく、可視光によっても吸収されたエックス線エネルギーが放出されるので、スキャナで画像を読み取る際には、暗所での操作が理想的です。

第4章　特殊な画像と歯科用デジタルエックス線システム

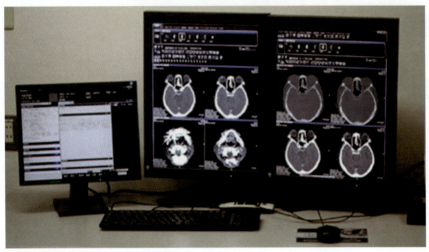

図31　高精細モニタによる読影端末
右二つのモニタの画素サイズは270 μmである。

❸ 画像表示装置

　エックス線センサやスキャナ（読み取り装置）から送られてきた電気信号を画像として表示する装置で、コンピュータ、画像表示ソフトウェア、モニタ、グラフィックボード（ビデオカード）などから構成されています。

　使用するコンピュータはパーソナルコンピュータでも大丈夫ですが、画像処理や三次元画像表示を円滑に行うためには、高性能のCPUと大容量のメモリが必要です。また、後述の画像データ保管装置（サーバ）を利用しない場合は、デジタル画像情報を保管するため、大容量のハードディスクが必要となります。

　画像表示ソフトウェアはビューアソフトとも呼ばれ、デジタルエックス線システムの一部として組み込まれていることも少なくありません。高度の画像処理や計測が可能です。

　画像表示用のモニタは、過去にはCRTモニタ（Cathod Ray Tube、別名ブラウン管）が主流でしたが、現在は液晶ディスプレイ（Liquid Crystal Display：LCD）が中心です。デジタルエックス線システムでは、医用画像を表示するため、高精細、高階調、高輝度のモニタが理想的です（図31）。また、画面への表示処理を行うグラフィックボード（ビデオカード）にも高い性能が要求されます。

　なお、保険診療における診療報酬請求は、薬事法で承認された機器による医療行為が前提となります。厳密にいえば、モニタ上の画像で診断を行う場合は、薬事法で承認を受けた画像表示ソフトウェアやモニタが必要と考えられます。

03 歯科用デジタルエックス線システムの概要

❹ 画像データ保管装置（PACSサーバ）

　大学病院や大規模の診療所では、患者数が多いため、取り扱うエックス線画像データが膨大なものになります。また、歯科医師の数も多いため、画像を表示しなければならない端末（画像表示装置）も多くなります。そのため、画像データを保管し、データを各端末で共有できる専用の保管装置が必要となります。この装置を画像データ保管装置（サーバ）と呼び、大容量のハードディスクと各端末への画像送信機能が必須の要件となります。

　個人の歯科医院においては、このような装置は必要なく、パーソナルコンピュータ内に画像データを保管したり、あるいは外付けのハードディスクだけでも、データ保管のための容量は十分と思われます（図32）。しかしながら、パーソナルコンピュータ内に画像データを保管する場合には、誤ってデータを消去しないような対策を講じる必要があります。また、ウイルス感染やインターネットを介した個人情報の改ざんや漏洩が行われないよう、十分、配慮する必要があります。

　ここで紹介した歯科用デジタルエックス線システムは、現在も積極的に開発が行われています。これからも多くの新しいシステムが販売されると考えられますが、歯科医院に導入する際は、画像データの転送方式、操作性、デジタル画像の画質、価格などを十分考慮したうえで決定すべきです（図33）。

（泉　雅浩、有地榮一郎）

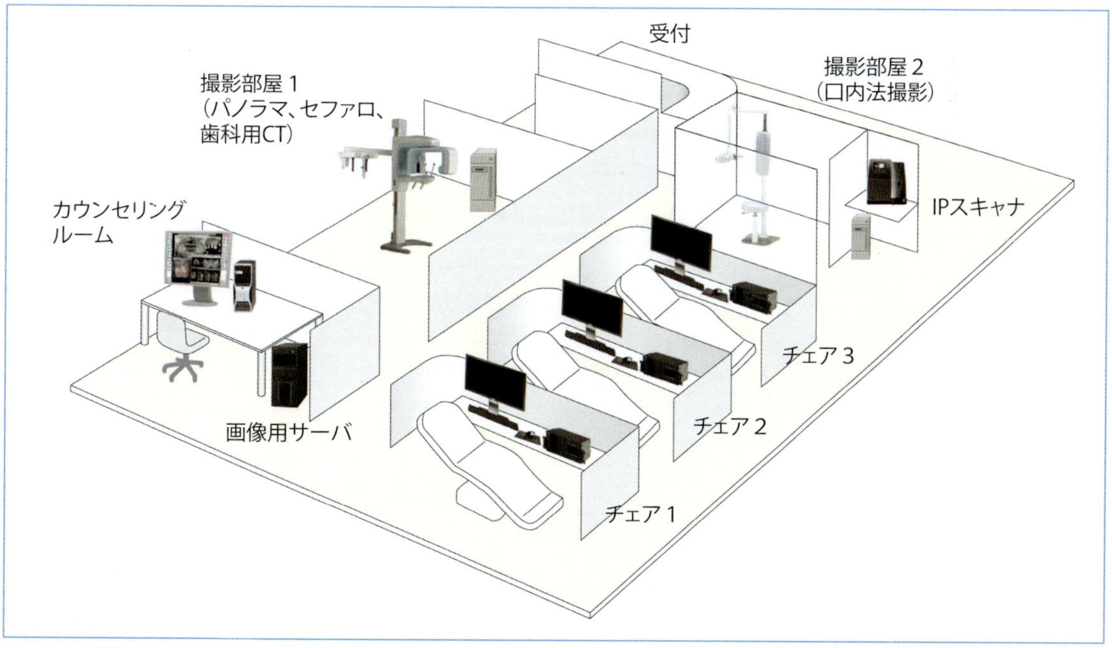

図32　歯科医院でのデジタルエックス線システムの導入例
各ハードディスクを院内ケーブルで接続することにより、どのコンピュータでも画像表示が可能になる。この歯科医院は、歯科用CT装置（パノラマ、セファロ撮影も可能）と口内法撮影装置（IPスキャナ含む）、画像サーバ1台、コンピュータ5台（受付含む）を保有。

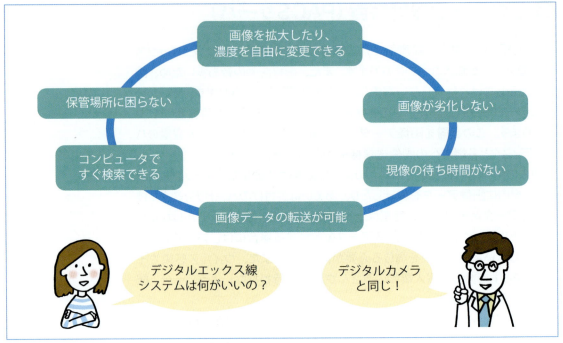

図33 デジタルエックス線システムのメリット

文　献

1) 岡野友宏, 小林　馨, 有地榮一郎編：歯科放射線学, 第5版, 医歯薬出版, 東京, 2013, 76-83.
2) 麻生知彦ほか：医用画像情報管理パーフェクトブック, 日本放射線技師会出版会, 東京, 2007, 139-192, 213-274.

04 ▶▶ 遠隔画像診断

　遠隔画像診断とは遠隔医療の一つであり、日本放射線科専門医会・医会遠隔画像診断ワーキンググループが2009年にまとめたガイドラインによると、「ネットワークを利用した複数施設間でのデジタル画像およびその関連情報の相互伝達によって行われる診断」と定義されています。

　歯科における遠隔画像診断は、医科と比べて発展がまだまだ遅れていますが、現在、多くの歯科医院にデジタルエックス線システムが導入されており、また、ICTが高度に発達した今日においては、歯科医療においても遠隔画像診断の基盤は整っていると考えられます。

❶ 遠隔医療の概要

　日本の遠隔医療は1970年代に始まり、2008年からは総務省を中心として、積極的な推進事業が行われています。目的は、医療従事者（医師・保健師・看護師）、介護関係者（ケアマネージャ・ヘルパーなど）、患者などの各関係者間で、必要な情報の伝達・提供・共有をネットワークを介して迅

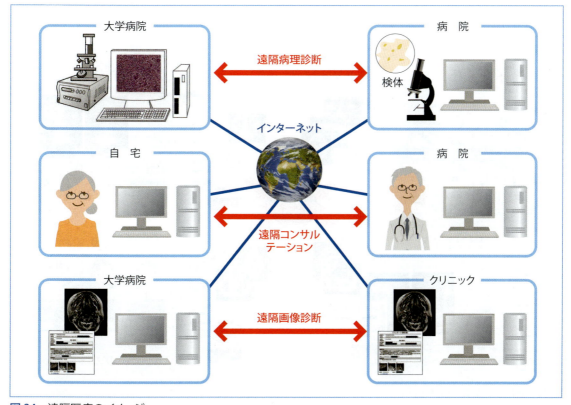

図34　遠隔医療のイメージ

速かつ円滑に行えるようにすることで、地域に隔たりのない医療・介護サービス環境を実現することです（図34）。

ICTや通信インフラなどの進展に伴い、従来から行われてきた画像診断に加え、▶術中迅速病理診断、コンサルテーション、カンファレンス、健康管理など、利活用の範囲が広がってきています。また、最近では、▶遠隔手術ロボットによる手術の試みも盛んに行われるようになってきました。遠隔医療システムを導入している医療機関数は、2008年の時点で2,263施設（内訳：遠隔画像診断1,787施設、遠隔病理診断388施設、在宅療養支援88施設）であり、現在も増え続けています。

▶**術中迅速病理診断**
手術中に行われる病理診断。病変切除範囲を決定する場合や腫瘍の良悪性の診断などを術中に行うため、できるかぎり迅速に、また正確に診断する必要があります。

▶**遠隔手術ロボット**
遠隔手術支援ロボットとも呼ばれます。ロボットアームに内視鏡や電気メスなどをセットし、数メートル離れた操作卓から3D画像を見ながらロボットアームを操作し手術を行います。細い血管の縫合などを正確かつ緻密に行うことができます。

❷ 遠隔画像診断

遠隔画像診断システムは、ICTを活用して、患者の画像データを離れた場所にいる放射線科医に転送し、診断結果を依頼元に返送するためのものです。このシステムにより、①画像診断の専門家である放射線科医の診断による医療の質の向上、②患者に対するセカンドオピニオンの提供、③検査から診断までのレスポンス時間の短縮、④患者の身体的、経済的、時間的負担の軽減などが期待できます。

基本的な仕組みは、画像データや患者情報、依頼内容、診断結果などを送受信できるネットワークとコンピュータ、診断を行うための画像表示装置、画像データ保管装置から構成されています。本システムは、さまざまな医療

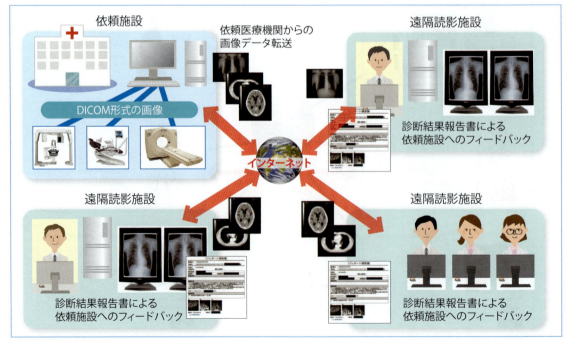

図35　遠隔画像診断のイメージ
送受信の画像データはDICOM形式が望ましい。

機器メーカーの装置で撮影された画像を扱うため、医用画像の標準プロトコルであるDICOMに準拠したものであることが推奨されます。特に、CTやMRIなど多数のスライス像を送受信する場合、その画像データはDICOM形式が必須となります。また、データなどの送受信にインターネットを使用する場合は、セキュリティ対策を必ず行う必要があります（図35、36、37）。

　なお、ICTを活用せず、エックス線写真や画像データを郵送し、電話や封書で診断結果を得る方法も広義の遠隔画像診断といえます。この方法はかなり昔から行われていたと思われますが、郵送の際の紛失やフィルムの損傷、封筒が破れて個人情報が漏洩するなどのリスクを伴うため、現在では望ましくありません。

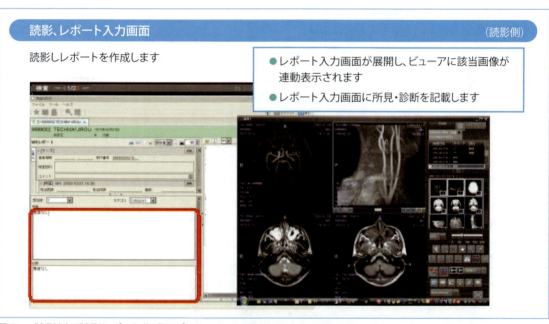

図36　読影側の読影レポート作成アプリケーション画面
依頼側から送られてきた症例を開くと、自動的に画像表示とレポート入力画面が表示される。赤枠の部分に所見と診断名を入力する。

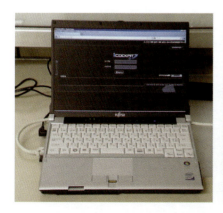
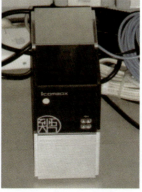

図37　遠隔画像診断システムの一例
左が画像表示用PC、右が遠隔画像診断システム本体。このなかに、画像表示、読影レポート入力用のアプリケーションがあり、画像データを受信、一時的に保存したり、送信する機能を備えている。これらは病院内のネットワークやインターネットと接続されている。

❸ 歯科における遠隔画像診断

歯科において歯科放射線専門医が画像診断に関与できるのは、全国29の歯学部・歯科大学に関連した施設のみです。歯科医院において、画像診断が困難な症例に遭遇した場合、大学病院などに診断を依頼する場合も少なくありませんが、遠隔地の場合、前述のように患者に身体的、経済的、時間的負担を強いることになります。

治療が必要であった場合は問題ありませんが、診断の結果、治療の必要性がなかった場合は、紹介元の歯科医に対して、患者の不満や不信感が生まれることもあります。

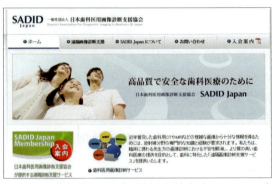

図38 日本歯科医用画像診断支援協会（SADID Japan）のWebサイト

逆に、歯科医院で画像検査を行ったにもかかわらず、治療が必要な疾患が見落とされていた場合も同様です。

このような不都合を解消し、より多くの歯科医院に、画像診断に関するさまざまなサポートを提供する目的で、日本歯科医用画像診断支援協会（SADID Japan）が2010年に設立されました。この組織は、会員となった歯科医からのデンタル・パノラマ・歯科用CT・MRIなどの画像情報を、専用の通信ネットワークを使用し、離れた場所にいる歯科放射線専門医が読影し「Opinion Report（オピニオンレポート）」を返送するという、歯科における遠隔画像診断の先駆的な存在です（図38）。

診断に苦慮した場合だけでなく、患者からセカンドオピニオンを要求された場合や、インプラントなどの外科的治療時におけるリスク管理や事前スクリーニングにおいても、歯科放射線専門医のサポートが得られます。近年、歯科用CTを導入する歯科医院が増加しており、今後は歯科用CTの読影について、このような組織へのニーズが増えると予想されます。

（本田和也、江島堅一郎、小林　馨）

確認しよう！

01 CT 画像から構築した三次元画像で 2 点間の距離計測を行う場合、必要な情報はどれか。2 つ選べ。

a CT 画像の厚さ
b 2 点の三次元的位置情報
c 撮影枚数
d ボクセルサイズ
e CT 値

［解答］ **b、d**

［解説］ 2 点の三次元的な位置情報（xyz 座標）とボクセルサイズがわかれば、距離の算出が可能です。

---

02 1 辺が 100 画素の正方形画像 100 枚で構築した三次元画像のボクセル数はどれか。1 つ選べ。

a 1,000
b 10,000
c 100,000
d 1,000,000
e 10,000,000

［解答］ **d**

［解説］ 1 辺が 100 画素なので、画像 1 枚の画素数は 100 × 100 ＝ 10,000。これが 100 枚あるので、全ボクセル数は 10,000 × 100 ＝ 1,000,000 となります。

---

03 根尖と下顎管との位置関係を最も良好に把握できる三次元画像表示法はどれか。1 つ選べ。

a 多断面再構築法
b 最大値投影法
c サーフェスレンダリング
d ボリュームレンダリング

［解答］ **a**

［解説］ 多断面再構築法は、三次元画像データを基に任意の方向の断面像を構築する手法です。三次元画像は種々の解剖構造を立体的に観察できますが、骨内部や臓器内部の詳細を把握するためには、内部の断面像が必要です。最大値投影法、サーフェスレンダリング、ボリュームレンダリングで顎骨内部の状態を確認することは困難です。

---

04 コンピュータ支援診断（CAD）について正しいのはどれか。1 つ選べ。

a Computer-Aided Design（Designing）のことである。
b コンピュータが最終診断を行う。
c 検出性能は必ず 100％である。
d 医師や歯科医の画像診断を支援する。
e 提示される偽陽性候補数は常にゼロである。

［解答］ **d**

［解説］ CAD は Computer-Aided Detection または Diagnosis の略である。CAD の解析結果は第二の意見として用いられるものであり、最終診断は医師（歯科医）が行う。検出性能が 100％でなく、ある程度の偽陽性候補が存在しても、ROC 解析の結果、CAD の有効性を示す多くの報告例がある。

第4章　特殊な画像と歯科用デジタルエックス線システム

確認しよう！

05 デジタルエックス線センサのうち、半導体を利用したセンサはどれか。すべて選べ。

a　IP
b　CCD
c　CMOS
d　プラットパネル

［解答］　**b、c、d**

［解説］　CCD、CMOS、プラットパネルはシンチレータとして、シリコン、アモルファスセレン、テルル化カドミウムなどを使用しています。

06 遠隔画像診断システムで読影に際し、好ましくないのはどれか。2つ選べ。

a　読影室への入室制限
b　患者基本情報の削除
c　システム端末のスクリーンロック
d　システムとインターネットとの接続
e　汎用画像形式での歯科用CT画像データの送信

［解答］　**b、e**

［解説］　患者基本情報とは、カルテNo.、患者名、生年月日、年齢、性別、最終診療日などです。読影にあたっては最低限、年齢や性別は必要です。遠隔画像診断では、CTなどの画像データは、DICOM形式で送受信することが望ましいです。

第5章

デジタルデンティストリーの展開

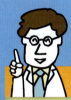

この章のポイント

- CTやMRIのボリューム画像データから、三次元造形が可能である。
- 3Dプリンタによる積層造形法に用いられる材料は、レジン、アクリル、石膏、ワックスなどである。
- 積層造形技術には、光硬化、粉末焼結、熱溶解積層、インクジェット法などがある。
- 歯科CAD/CAMシステムを構成するのは、計測装置（スキャナ）、設計装置（CAD）、加工装置（CAM）である。
- 口腔内で直接三次元計測するのが、光学印象である。
- 単一メーカーが独自のCAD/CAMを提供するのがクローズドシステム、ユーザーが計測、設計、加工の装置を選択して組み合わせるのがオープンシステムである。
- シミュレーションには、物理シミュレーションと理論シミュレーションがある。
- ナビゲーションには、インプラント手術に用いるサージカルガイドがある。
- レジストレーションは、ナビゲーションシステムと生体の位置合わせである。

第5章　デジタルデンティストリーの展開

01 ▶▶ 造形、歯科 CAD/CAM

❶ 造形

　造形とは、さまざまな物質を媒介として形あるものを作り出すことで、modeling あるいは molding を意味します。とりわけ歯科では、泥状の石膏やレジンを注入して形を作ること、ワックスや陶材を築盛して形を作ること、セラミックスやコンポジットレジンを切削して形を作ることが行われています。

　従来から行われてきた造形方法は、人の手によって繊細で機能的な形態を再現するというもので、アナログ的要素が強かったのですが、近年はコンピュータの普及により、切削加工や積層造形によって再現するという方法になり、デジタル化されています。これによって、均質で作業効率がよく、安定的に供給することが可能になってきました。このように、電子機器性能の向上と造形技術の進歩に伴い、コンピュータ内の三次元情報を具現化することが容易になってきました。

　切削加工法では、ワックス、セラミックス、コンポジットレジン、PMMA レジン、金属などの均質に精製されたブロックを、設計されたデータに基づき、コンピュータ制御されたミリングマシンによって削り出すことが可能になりました。切削加工機は小型加工機と大型加工機に分けられ、大型加工機はセンター方式として拠点となる歯科技工所や企業に設置されています。また、❷ 4軸構成から5軸構成に発展し、設計された形状の再現性や表面性状などが向上してきました。

　一方、積層造形法という技術は、❷三次元 CAD データをスライスカットして、薄板を重ね合わせたようなものを製造の元データとして作製し、それに粉体、レジン、石膏などの材料を積層して物体を製作するもので、❷ 3D プリンタとして利用されています。積層造形法には、光造形法、粉末法、熱溶解積層法、インクジェット法など、多くの方法があります。

　積層造形は、さまざまな材料が利用可能で、用途や目的に合わせて選択が可能です。当初は、製造業分野において、製品や部品などの試作模型を作製する技術として発展してきましたが、現在では、医療分野においても、インプラントや顎変形症の術前検討模型を作製する技術として需要が高まっています。三次元画像と同様、CT や MRI のスライス画像データから模型を作製することが可能です[1,2]。

　積層造形の特徴として、切削では削ることのできない中空形状や複雑な内部形状を有するものの造形が可能、複数の異なる材料を用いて一体化造形が可能、複数のモデルを一度に製作することが可能です。従来から工業界では、❷ラピッドプロトタイピング（Rapid Prototyping）として、製品開発において迅速に試作品を製作することに用いられてきましたが、造形し

❯ 4軸構成
CAM の動作する加工軸が四つあることで、一般的に XYZ 軸および回転軸のことをいいます。

❯ 三次元 CAD データ
CAD 図面や製図に代表される二次元 CAD と比較し、三次元形状を設計・規定する CAD のことです。

❯ 3D プリンタ
紙に平面的に印刷するプリンタに対して、3DCAD、3DCG データを元に立体的に造形する機器で、通常は積層造法（Additive Manufacturing）によるものをいいます。

❯ ラピッドプロトタイピング
1970 年代から始まった、造形技術を用いて製品開発における試作を行う手法です。光で硬化する液体樹脂を用いた光造形法が多かったのですが、現在では 3D プリンタなどを用いて、さまざまな材料による試作造形が可能になりました。

01　造形、歯科CAD/CAM

表1　積層造形法の分類

光造形法	レーザー露光法	鋳造用レジン・模型材（ABS樹脂）
	プロジェクター面露光法	鋳造用レジン
	フィルム転写イメージ法（FTI）法	手術検討用模型（アクリル）
粉末法	粉末焼結式積層法	Ti・Co-Cr・Al（金属粉末）
	粉末固着式積層法	模型材（石膏）
熱溶解積層法（FDM法）		手術検討用模型（ABS樹脂）
インクジェット法		手術検討用模型（石膏・紫外線硬化樹脂・ハードワックス）
シート積層法		

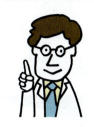

3Dプリンタによる代表的な積層造形法を理解しよう。

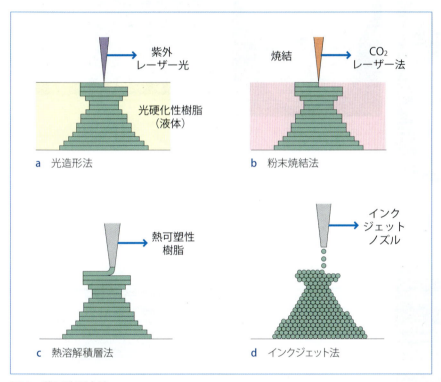

図1　積層造形方法

たままで実用化される歯科医療などでは、●ラピッドマニュファクチャリング（Rapid Manufacturing）へと応用展開されてきました。

　積層造形法の分類を表1および図1に示します。以下が代表的な積層造形法であり[1-4]、その臨床応用例を図2および図3に示します。

①光造形法（図1a）

　樹脂層に入った紫外線硬化型樹脂の液面に紫外線レーザーをあてて一層ずつ硬化させ、積層していく方法です。材料には、主に合成樹脂が用いられますが、樹脂を混ぜることにより、木やセラミックをベースとした模型を作製することが可能です。

●ラピッドマニファクチュアリング

ラピッドプロトタイピングの応用で、3Dプリンタなどで造形したものを、そのまま実用品として使うことをいいます。CTデータを基に、3Dプリンタなどで手術用のガイドや補綴装置を製作することが該当します。

第5章　デジタルデンティストリーの展開

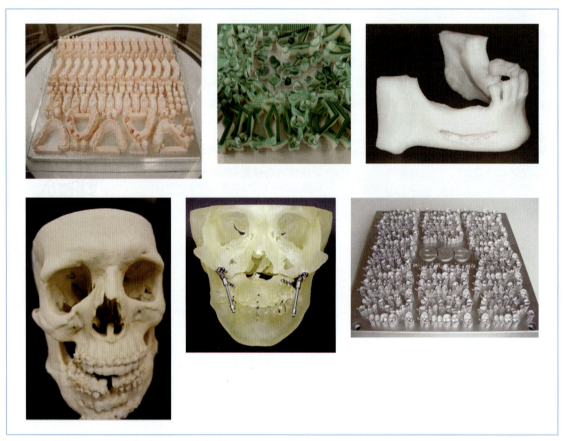

図2　積層造形によって製作される各種成形物

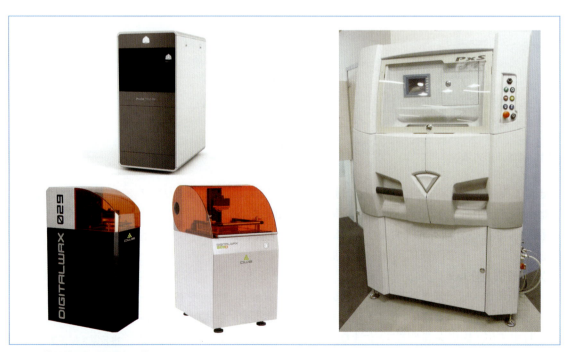

図3　積層造形に使用する装置

01 造形、歯科CAD/CAM

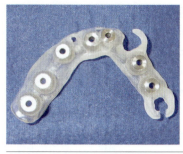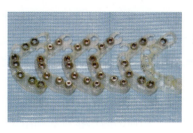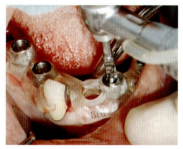

図4 インプラント体埋入手術時のサージカルガイド

②粉末焼結法（図1b）

　層状に敷きつめた粉末材料を、高出力の●レーザービームなどで直接焼結（粉末焼結式積層法）したり、粉末材料のなかに固着材（バインダー）を添加して固める方法（粉末固着式積層法）です。前者では樹脂系材料や、チタンやコバルトクロム、ニッケルなどの金属系材料などが利用でき、後者ではでんぷん（スターチ）や石膏などの材料が利用できます。ランニングコストを抑えた3Dプリンタに利用されることが多いです。積層するにあたって足場をそろえる必要から、●サポート材も積層造形されますが、未硬化の粉末がその役割を果たすため、最終的には不要となります。

③熱溶解積層法（図1c）

　熱可塑性樹脂（ABS樹脂、ナイロン・ポリエチレン・ポリスチレンなど）を高温で溶かし、ノズルから噴出して積層させる方法です。

④インクジェット法（図1d）

　液化したアクリルモノマーなどをインクヘッドから薄く噴射し、紫外線ランプなどで光重合させて積層造形する方法で、インクジェットプリンタの原理を応用しています。積層造形法により作製された実物模型は、三次元画像と比べ、実際に手に取って観察することが可能で、切削や切断などの●手術シミュレーションが行えるという利点を有しており、インプラント手術時のサージカルガイドとして用いられます（図4）。今後、さらに医療分野への需要が高まることでしょう。

❷ 歯科CAD/CAMシステム

　歯科CAD/CAMシステムとは、歯科用の修復物や補綴装置の製作における、設計から加工・製造にいたるまでの一連のコンピュータ支援システムのことです。CAD（Computer-Aided Design〈Designing〉）とはコンピュータ支援設計のことであり、コンピュータを用いて設計することや、設計支援ツールのことを指します。また、CAM（Computer-Aided Manufacturing）とはコンピュータ支援製造のことであり、CADで設計さ

●レーザービーム
光を増幅して放射するレーザー装置を指します。レーザー光は指向性や収束性に優れており、また、発生する電磁波の波長を一定に保つことができます。

●サポート材
積層される材料の重力により変形しないように支える支柱のことです。

●手術シミュレーション
ソフトウェアを用いてコンピュータ上で手術の疑似体験したり、起こりうる現象およびシステムの挙動をコンピュータ上で模擬することです。

105

れた形状データを基にした、コンピュータ制御による加工・製造工程を指します。これまで歯科医師あるいは歯科技工士が知識と経験を基に行っていた手技に比べ、コンピュータを導入することにより、作業の効率化や品質のバラツキを抑えることが可能になりました。

さらに、コンピュータ管理されていることから、製品プロセスの管理、すなわち●トレーサビリティが確保でき、前述の造形技術を利用することによって、従来の技術ではできなかった新しい材料の適用が可能になるなどの利点があります[5]（図5）。

歯科CAD/CAMシステムは、計測装置（スキャナ）、設計装置（CAD）、加工装置（CAM）で構成されます（図6）。計測は、歯科医師が支台歯形成後に印象採得を行って得た石膏模型に対して行いますが、計測方式としては接触式と非接触式に分かれます。

接触式は、計測対象物にプローブを直接接触させて計測データを得る方法です。非接触式には、計測対象物の表面に照射されたレーザースポット光をセンサで受光し、センサ内の結像位置からの距離情報を得るポイント計測、レーザースポット光をミラーなどで振幅させたラインレーザー光を計測対象物に照射し、表面形状によって変形したレ

●トレーサビリティ
生産履歴のことで、製造過程における追跡調査ができます。

CAD/CAMテクノロジーの利点

1. トレーサビリティの確保
2. 材質の安定性
3. 情報の保存・伝達
4. 製作期間の短縮化
5. 製作工程の簡素化
6. 製作工程の環境改善

図5　CAD/CAMテクノロジーの特徴

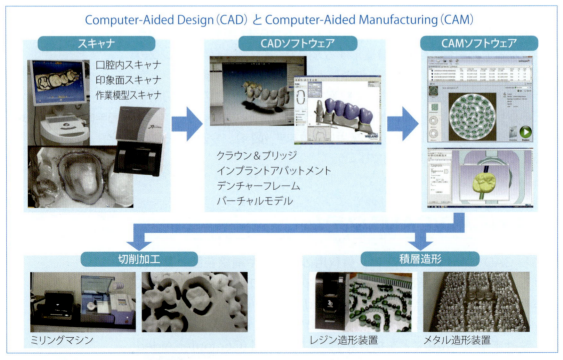

図6　CAD/CAMシステムの構成要素

01 | 造形、歯科 CAD/CAM

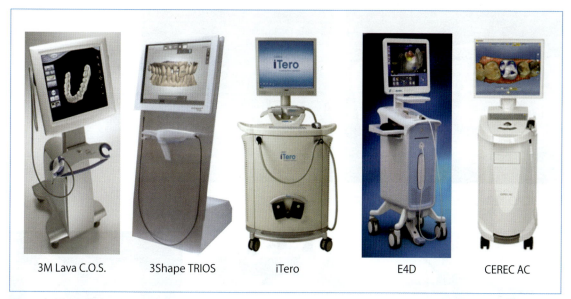

3M Lava C.O.S.　　3Shape TRIOS　　iTero　　E4D　　CEREC AC

図7　各種の口腔内スキャナ

ーザー光をCCDカメラで撮影して画像内の結像位置から断面情報を得るライン計測、縞状のパターンなどを計測対象物に照射し、表面形状によって変形したパターン変形量から三次元座標を得るエリア計測があります。ライン計測やエリア計測は、歯列を短時間で広範囲に計測できる利点があります[5]。

　最近では、口腔内で直接、光学印象によって三次元計測する方式も実用化が進んでいます（図7）。口腔内は、天然歯、金属、コンポジットレジン、セラミックスなどさまざまな計測対象物が存在し、さらに、唾液や血液、滲出液などによる影響から非接触式計測法では困難な状況です。

　しかし、最近ではカメラ方式からビデオ方式による撮影、さらには●パウダーレスでカラー表示が可能なスキャナも開発されています。光学印象は、感染防止、患者の苦痛軽減、印象材や模型材が不要であること、情報伝達や保存が可能であることなど多くの利点があります。さらに、光学印象採得時に、同時に色調選択を行う機能も備わってきました。

　設計装置（CAD）では、計測された歯の三次元データを基にCADソフトウェアを用いて補綴装置の形状を設計しますが、支台歯に一定の厚みを付与したコーピングの設計から●アナトミカルクラウン、●カスタムアバットメント、インプラント上部構造まで設計可能です（図8）。歯冠形態については、あらかじめ自ら製作した歯冠形態をライブラリとして収納することも可能で、また、著名な歯科技工士の製作した歯冠形態などもライブラリ化し、いつでも設計に利用することができます。

　また、最近では●バーチャル咬合器機能も付与され、3DやCTから得られた顎骨の情報と模型計測から得られた歯列データを連携させたり、下顎運動装置で測定したデータと連携させ、機能的な歯冠形態の設計を行うこ

●パウダーレス
レーザー光の散乱・反射を防ぐために、対象物に噴霧する粉を用いないことをいいます。

●アナトミカルクラウン
最終歯冠形態を基準に、あらかじめ設定しておいたオフセット値（削除する厚み）の通りに、自動的にカットバックされたクラウンの形態のことです。

●カスタムアバットメント
独自に鋳造あるいは機械加工によって製作される、個々の症例に合った理想的な形態をしたインプラントのアバットメントです。

●バーチャル咬合器
コンピュータ画面内（CAD内）で動作する咬合器の総称です。

107

第5章 デジタルデンティストリーの展開

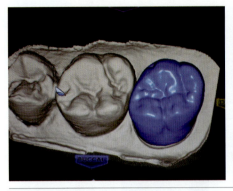
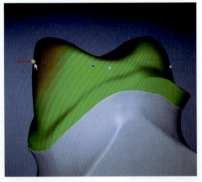

図8 CAD操作（バーチャルワックスアップ）

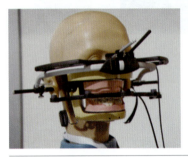
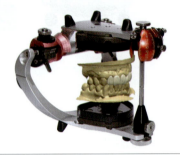
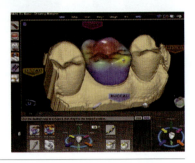

図9 顎運動要素を組み込んだCAD操作（バーチャルアーティキュレーター）

とも可能になってきました（図9）。

　設計された補綴装置の形状を加工するために加工用データを作製するソフトウェアがあり、材料選択、ブロックやディスクのサイズ選択、設計形状の配置、把持部分の設計などの入力を行います。最近では、加工手順や加工条件などはデータベース化され、自動的に加工用データが計算されるようになっています。

　最終的に、加工装置により、鋳造用のパターン、部分床義歯のメタルフレーム、暫間被覆冠、クラウン、ブリッジ、インプラントのカスタムアバットメントなどが造形されます。造形方法には、前述したとおり、切削加工法と積層造形法があります。加工装置で使用できる材料は、樹脂系（ワックス、アクリル樹脂）、金属系（コバルトクロム、チタン）、陶材系（歯科用陶材、アルミナス陶材のほか、ジルコニアセラミックス）があり（表2）、従来のほとんどの技工物を製造することが可能です。歯科CAD/CAMシステムは、すでに多くのシステムが実用化され、国内外で販売されています。

　これまではクローズドシステムが中心で、メーカーがCAD/CAMシステムから、材料、加工サービスまでをユーザに提供して総合的に運用サービスを行う方法でした。クローズドシステムでは、システムの動作保証や加工物の品質保証までをメーカーが請け負うことからメーカー主導型であり、ユーザにCAD/CAMシステムに関する専門的知識がなくても運用が可能です。

01 | 造形、歯科CAD/CAM

表2 CAD/CAMシステムで使用できる材料

セラミック系	ガラスセラミック系	マイカ系
		長石系
		リューサイト
		リチウムニケイ酸
	ガラス含浸系	スピネル多孔質
		アルミナ多孔質
		ジルコニア多孔質
	高密度焼結型	ジルコン
		アルミナ
		ジルコニア
金属系	非貴金属	コバルトクロム合金
		チタン合金
		純チタン
有機系	アクリルレジン	PMMA
	コンポジットレジン	繊維強化型
		マイクロフィラー
	ウレタンレジン	ポリウレタン
	ワックス	合成ワックス

　しかし、最近では、スキャナ、CADソフト、CAMソフト、加工機、材料などの各要素が充実し、一つのメーカーに捉われることなく自由に組み合わせが可能なオープンシステムが普及してきました。オープンシステムを構築するためには、各装置間における互換性が重要になりますが、すでに工業界でも用いられている標準フォーマット（STLファイル）が一般的に使用されるようになり、ユーザが自由にシステムを構築できます。オープンシステムでは、一定レベルのCAD/CAMに関する専門的知識が必要となり、設計や加工物に対する品質保証についてもユーザが責任を負わなければなりません（図10）。

　今後は、歯科技工物を製作するCAD/CAMシステムにとどまらず、デジタルデータを共有する機器で構成されたネットワークシステムの一つとして位置づけられます。すなわち、CTデータや口腔内の情報、顎運動要素などCADソフトに組み込むことによって、バーチャル咬合器を利用した補綴装置の設計が行われていきます。

　さらに、デジタルネットワークを利用して歯科医院と歯科技工所とのネットワークが構築され、歯科医院における口腔内情報をデジタル情報として、また歯科技工所からはCAD/CAMシステムや材料などの補綴装置製作に関

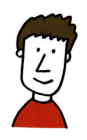

最近では、ユーザが自由にシステムを構築できるオープンシステムが普及してきているよ。

図10　オープンシステムとクローズドシステムの違い

わる情報の共有化が図られ、治療の術前のシミュレーションや治療支援のためのモデル製作などが積極的に行われるようになり、これまで以上に、患者に安心・安全・信頼できる歯科医療を提供できるようになります。

（末瀬一彦）

文　献

1) 荘村泰治：Rapid Prototyping（RP）技術の歯科への応用，日本歯科理工学会誌，31(1)：47-53，2012．
2) 蛯原善則：歯科用CAD/CAMシステムの現状，日本歯科CAD/CAM学会誌，2(1)：2-9，2012．
3) 新野俊樹、安齋正博：積層造形技術の動向―粉末積層造形法を中心に―，素形材，48：1-5，2007．
4) 上田康夫：各種積層法の原理および歯科領域での応用の可能性，歯科技工，36：1152-1169，2008．
5) 末瀬一彦、宮崎　隆：CAD/CAMデンタルテクノロジー，医歯薬出版，東京，2012，6-31．

02 ▶▶ シミュレーションとナビゲーション

❶ シミュレーション

a. シミュレーションとは

　シミュレーション（Simulation）は、科学、経済学・社会学、エンターテインメントといった広い領域で利用される技術であり、実際に生じる事象を模擬、「まね」をすることによって、その事象の解析や予測を行うための模擬実験をいいます。これにより、実際に行うよりもはるかに容易・安価に、あるいは安全に解析や予測を行うことが可能となり、実際には行うことのできない事象に関する予測をすることも可能となります。

　シミュレーションというと、コンピュータを用いて行うコンピュータシミュレーションを思い浮かべる方が多いかもしれませんが、シミュレーションを大別すると、実際に模型を製作して行う❷物理シミュレーションと、数学的モデルをコンピュータ上で扱う❷理論シミュレーションがあり、シミュレーションはコンピュータが発達する以前から用いられてきた歴史をもっています[1]。

　シミュレーションの対象は、自動車運転免許を取得する前のドライブシミュレーションや、パイロット養成のためのフライトシミュレーションといったよく知られているものから、人口増減、交通量、政治経済などの社会現象に関わるシミュレーション、橋やビルなどの構造物の強度を推定する工学的なシミュレーション、生態系や地球環境のシミュレーションなど、さまざまな分野にわたるものがあります（図11）。

> ❷物理シミュレーション
> 力学・電磁気学・統計力学・量子力学などの物理学の法則で説明できるモデルに使用されます。実物を用いる実物モデル、実物より小さい物体を使うスケールモデル、実物を置き換える類推モデルがあります。

> ❷理論シミュレーション
> 物理的な実験ではシミュレーションしにくいが、モデルの状態変化が数学に基づく理論で説明され、計算によればシミュレーション可能な対象に使用されます。状態変化が微分方程式によって説明されるモデル（連続系）と、状態変化が離散的なモデル（離散系）があります。

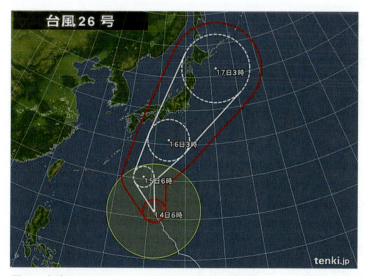

図11　気象シミュレーションによる台風予想進路図
（徳田留美：tenki.jp,〈http://www.tenki.jp/forecaster/diary/rumi_tokuda/2013/10/14/1961.html〉（2014.8）より転載）

第5章 デジタルデンティストリーの展開

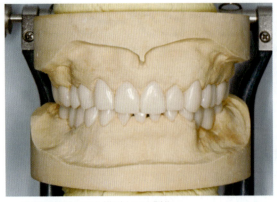
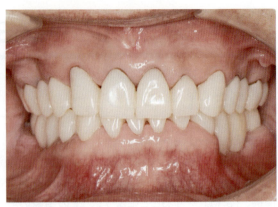

a 咬合器装着された模型上での製作　　b 口腔内に装着された状態

図12　全顎的なプロビジョナルレストレーション

b. 医療におけるシミュレーション

　医学領域において、シミュレーションは、診断や治療、教育現場で不可欠なものになりつつあります。実物のモデルを使用した血液採取や蘇生訓練などの物理シミュレーション、患者のCTやMRIデータから製作された三次元画像をコンピュータ上で構築して行う手術シミュレーションなどです[2]。

　歯科医学で用いられるシミュレーションには、さらに古い歴史があるといっても過言ではありません。デジタルデンティストリーが発展する以前から、さまざまな形でシミュレーションは行われてきました。患者の口腔内を正確に再現した研究用模型と咬合器による治療計画の立案や、最終補綴装置の形態を決定する●プロビジョナルレストレーション、エックス線や模型を用いて顎矯正手術や矯正治療前に行われる術前診査などは、広義の物理シミュレーションといえるでしょう（図12）。

　現在では、補綴装置の製作にCAD/CAMシステムが応用され、コンピュータ上でフレームや歯冠形態が設計可能になっています。また、医用工学技術の発展により、CT画像からインプラント治療、顎顔面外科・外科矯正手術の治療法の選択[4,5]や、矯正のセットアップ模型を製作することが可能なコンピュータシミュレーション、患者の下顎運動を正確に再現するシステムなどが臨床応用されています[6,7]。

c. シミュレーションの実際

　インプラント治療において、CTによる顎骨の三次元的な形態や解剖学的構造物、骨量、骨質の評価を行うことは、治療の成否に大きく関わる重要な事項です。近年では、CTから得た画像情報を用いて、治療のシミュレーションを行えるソフトウェアが開発されています。インプラントメーカーのシミュレーションソフトだけでなく、汎用性に優れたソフトもあり、治療計画の立案から埋入用のサージカルガイドによる手術支援、CAD/CAMを用いた上部構造の製作までが行えるシステムがあります（表3）。

　さらに、インプラント治療だけでなく、三次元でのセファロ分析、顎矯正

●プロビジョナルレストレーション（暫間被覆冠）

臨床では、テンポラリークラウン・ブリッジ（TeC）といわれることが多いです。クラウンやブリッジなどの最終補綴装置が完成するまで、顎口腔系の形態の回復および機能を維持するとともに、診断や治療の補助的手段としても利用します。最終補綴装置の設計指針となるほか、臨床的意義として、外来刺激からの保護、歯質破損の防止、歯質破損の防止、支台歯の汚染防止、口腔機能の回復、審美性の確保、歯周組織の保護、歯列の保全、歯肉圧排、咬合採得の指標などの目的をもちます[3]。

02 | シミュレーションとナビゲーション

表3 主なインプラントシミュレーションソフト一覧

特徴＼商品名	BioNa	LANDmarker (iCAT)	Simplant	coDiagnostiX (STRAUMANN)	NobelClinician (Nobel Biocare)
データ	・独自のCT撮影用テンプレートを用いて模型データとCT画像を置き換えることで、データの精度を向上させる ・CTから顎骨模型製作可能	・リアルなインプラント表示化が可能 ・CT画像の傾きを修正可能	・主要インプラントメーカーのリアルなインプラントの3D表示が可能 ・最終補綴の形態を表示できる	・骨の解剖学的構造に人工歯のデータを使用して、バーチャル歯列を表示可能 →補綴主導型の治療計画	・骨の解剖学的構造と補綴装置の形態が描出可能 →補綴主導型の治療計画
シミュレーション	・プロビジョナルのワックスアップや対合歯が反映できるなど、さまざまなシミュレーションが可能 ・埋入窩形成時に、コントラと隣在歯との干渉チェックが可能 ・GBR・矯正用セットアップモデル・顎矯正手術のシミュレーションが可能	・多機能なインプラントシミュレーション ・複数の埋入位置から、より適切な埋入位置を検討可能 ・ソフト上でのバーチャルワックスアップが可能 ・サイナスリフトやGBRに必要な移植骨の体積を測定可能	・抜歯後の歯槽骨形態を表示可能 ・さまざまな顎顔面外科に対応するシミュレーションも可能（SIMPLANR OMS）	・操作性の高いシミュレーションが可能 ・CTデータから歯周組織欠損の大きさを測定できる（デジタルプロービング）	・解剖学的構造や歯冠形態など、さまざまな情報からシミュレーション可能 ・術前にプロビジョナルレストレーションを準備できる
ナビゲーション（サージカルガイド）	・設計に自由度があり、さまざまなドリルシステムに対応 ・サイナスリフト時の窓空け部位のテンプレートを製作可能	・一つのガイドで複数径のドリリングをサポート、専用ドリルで埋入深度を調整可能	・柔軟なサージカルガイド。骨支持タイプには骨モデルを提供 ・ロングストップドリルにより、埋入深度をコントロールできる ・ガイドの固定に固定ピンがある	・一つのガイドで複数径のドリリングをサポート、専用ドリルで埋入深度を調整可能（gonyX）	・一つのガイドで複数径のドリリングをサポート、専用ドリルで埋入深度を調整可能 ・主要な各社インプラントシステムにも対応
コミュニケーションツール	・CTから製作した顎骨模型が使用可能	・3D画像表示、説明用シートが印刷できる ・シミュレーションデータから顎模型を製作可能	・SIMPLANT Viewにて、CT・3D画像データを提供できる	・Straumann CARES caseXchangeにてデータを提供できる ・専用のメガネを使用する3D表示が可能	・「ノーベルクリニシャン・コミュニケーター」により3D画像を表示できる

手術、顎骨延長などの術式シミュレーションも行うことが可能です。これまでの二次元による分析と比較し、詳細な分析が行えることから、安全・安心で予知性の高い術式の選択・決定に有効といわれています（図13）。

第5章　デジタルデンティストリーの展開

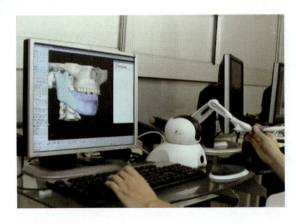

図13　顎骨の移動量・回転量を決定する顎矯正手術シミュレーション

❷ ナビゲーション

a. ナビゲーションとは

　ナビゲーション（Navigation）は、航行、航海術、航空術などの意味をもつ単語で、電波、光、赤外線や磁気などを利用して、目的とする場所に誘導するシステムのことをいいます。

　通常、ナビゲーションは❯即時性（リアルタイム性）をもっています。一般に、現在地を地図上に表示して、目的地までの道順や所要時間などを案内する❯GPS（Global Positioning System）を用いたカーナビゲーションシステムや、Web サイト内にどこに何があるかを表示したメニューやリンク集、光のガイドによって楽曲の演奏練習が行える音楽用キーボードなど、日常的に利用されています（図14）。

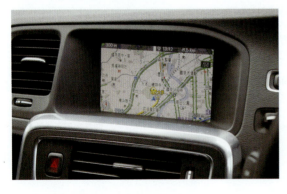

図14　一般的なナビゲーションの一例（カーナビゲーションシステム）

b. 医療におけるナビゲーション

　医療分野では、手術の際に目視しにくい、またはできない部位の確認や誘導に利用されることが多く、脳神経外科学領域の腫瘍や血管の位置、危険部位の認識をサポートしたり、整形外科での骨や器具の位置関係を表示したりするシステムです。多くの手術ナビゲーションにおいて、患者と手術器具先端の位置情報を認識（トラッキング）する必要があり、三次元位置測

❯即時性
（リアルタイム性）
「real-time」は、瞬時（即時、同時）、実時間などの意味をもつ単語で、入力を受けて出力する処理に時間制約が設けられる性質のことです。要求や状況の変化が生じた際に、ただちに（ほとんど同時に）反応することをいいます。

❯GPS
全地球測位システム。1970年代に、アメリカが軍事用に開発した、人工衛星を利用して地球上の現在地を測定するシステムのことを指します。複数の人工衛星が発信する信号を受信した時間差を計算することで、座標を算出しています。現在では、非軍事的な用途にも多く利用されています。

定装置およびコンピュータシステムが採用されています。

　なお、ナビゲーションシステムに限らず、コンピュータ技術により支援される手術をコンピュータ支援外科（CAS；Computer Assisted Surgery または Computer Aided Surgery）と呼び、「画像等手術支援加算（ナビゲーション）」という名称にて、診療報酬が算定されています。また、MRや超音波画像、CTなど画像を使う手術として、画像誘導手術（IGS；Image Guided Surgery）と呼ばれることがあります。

　歯科領域におけるナビゲーションとしては、パノラマ断層撮影の際に位置決めを行う補助ビームや、インプラント手術の際に、術前に決定した埋入部位を正確に口腔内にトレースする❂サージカルガイド（外科用ステント）などに応用されているのが現状です。CASについてはシステムの開発が行われ始めており、今後、臨床応用が期待されます。

c. ナビゲーションの精度

　現代の医療において、ナビゲーションシステムは術者のサポートシステムとして、その有用性が多く報告されています。しかし、ナビゲーションシステムの構築には、画像から個々の三次元データを製作し、位置情報を測定、それぞれの❂レジストレーションを行った作業が必要となり、これらによってナビゲーションの精度が決定していきます。

　つまり、システムにより、画像の種類・撮影方法、データの製作方法、トラッキングシステム（三次元位置測定装置）の測定方法、マーカーの装着部位、レジストレーション方法、任意点の選択部位などが、システムの誤差要因として挙げられます。また、その他に、ヒューマンエラーなども報告されており、シミュレーション同様、ナビゲーションにおいても、本章で取り上げた三次元画像やその取扱いに関する知識が非常に重要となっています。

d. トラッキングシステム（三次元位置測定装置）

　位置情報の取得には、さまざまなトラッキングシステムが用いられます（図15）。接触式のトラッキングシステムとしては、多関節アームの各関節にセンサが設置されており、その角度から位置を検出する方法です。非接触式では主に光学式と磁場式に大別されています。

❂**サージカルガイド（外科用ステント）**

インプラント埋入手術において埋入部位や角度を規制するためのガイド。骨または粘膜上に設置し、残存歯がある場合は歯に、残存歯がない場合は固定用スクリュー（ピン）などで骨に固定を求めます。

❂**レジストレーション**

「registration」は登録、位置合わせなどの意味をもつ単語で、ナビゲーションにおいては、実際の患者の位置と画像上の位置関係を一致させる作業をいいます。レジストレーションにはさまざまな方法がありますが、それぞれの表面形状から任意点を選択し、数学的に座標系を一致させるものが多いです。

接触式	非接触式（光学式）	
	発光式（アクティブタイプ）	反射式（パッシブタイプ）

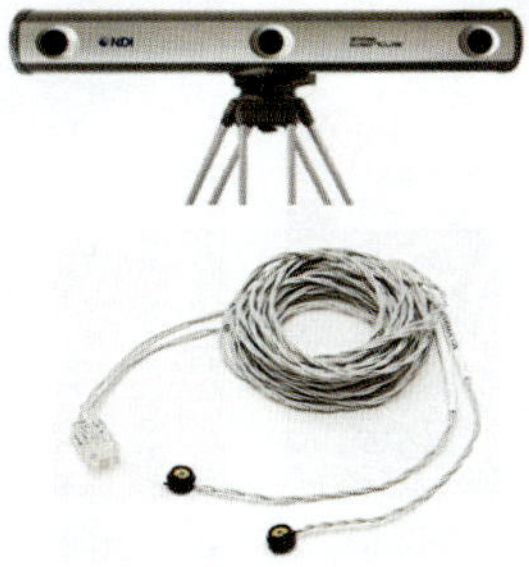

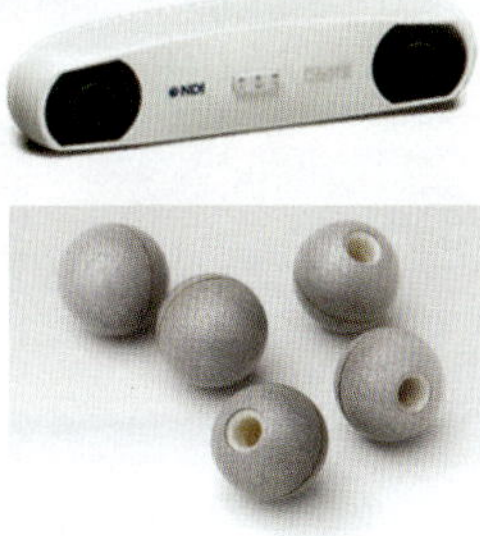

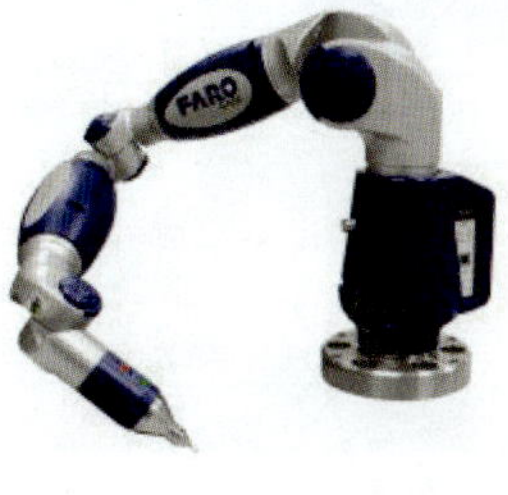

図15　各種トラッキングシステムの一例

光学式では、赤外線を複数の●CCDカメラで認識し、視差を利用して位置を測定する方法で、多くのナビゲーションシステムで利用されています。赤外線発光方法により、発光式（アクティブタイプ）と反射式（パッシブタイプ）に分けられます。

　発光式は、位置を測定したい物体に装着したマーカーに●赤外線発光部が設置され、そこから発せられた赤外線をCCDカメラで認識する方法です。赤外線発光部には、電源を供給するためのコードが必要になるため有線になりますが、反射式に比べて強い光を発することができます。一方、反射式では、反射素材が用いられたマーカーが設置され、カメラユニットから発光した赤外線を反射し、それをカメラで認識する方法です。マーカーに電源が不要なため、操作性がよいのですが、マーカーに血液などが付着した場合は視認性が低下するといった欠点があります。

　磁場式は、術野領域に磁場を発生させ、マーカーに設置した磁性体や金属を検知して位置を測定する方法です。マーカーが隠れた状態でも測定が可能になりますが、その他の金属性器具や機械からの影響が大きいことから、あまり利用されていません。これらトラッキングシステムは同じ方式でも、測定可能領域や●分解能が異なるため、用途に応じて、さまざまなトラッキングシステムが選択されています。

e．ナビゲーションの実際

　歯科におけるナビゲーションは、インプラント手術において術前のシミュレーションで決定した埋入部位を正確にトレースするために、サージカルガイドを応用しています。これにより、安心・安全なインプラントの埋入手術が行えるというわけです（図16）。

　シミュレーションには、サージカルガイドを使用してCT撮影し、前述のシミュレーションソフトにより埋入部位を決定する方法と、CT撮影後にシミュレーションソフトにて埋入部位を決定後、これに応じたサージカルガイドを製作する方法があります。

●CCDカメラ
CCDイメージセンサを用いたカメラ。CCDは、光をデジタル信号に変換する半導体のイメージセンサ（固体撮像素子）の一つです。ビデオカメラ・デジタルカメラなどに広く使用されます。撮像素子の数や大きさにより、撮影する画像の画質に影響します。

●赤外線LED
赤外線を発する発光ダイオード（LED；Light Emitting Diode）のこと。発光ダイオードは、電圧を加えると発光する半導体素子で、赤外線領域から紫外線領域まで発光できます。

●分解能
センサが対象の信号を測定できる細かさの限界（識別限界）をいいます。感度や最小測定単位と同じ意味で使用されます。

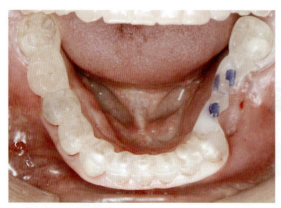 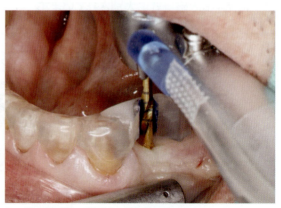

a　サージカルガイドを試適　　　　　　　　b　ガイドに沿ってドリリングを行っている

図16　サージカルガイドによるインプラント治療

02 シミュレーションとナビゲーション

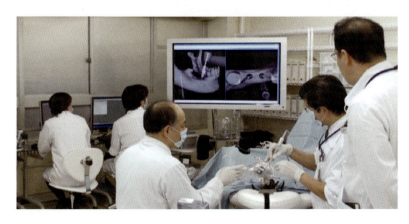

図17 リアルタイムナビゲーションシステム開発の様子

　先にサージカルガイドを製作する方法では、歯列模型上に透明レジンにて歯冠形態およびサージカルガイド固定部を製作し、埋入したい部位・方向に穴を開け、造影性のある材料を充塡することでサージカルガイドを製作します。次に、サージカルガイドを装着したままCT撮影を行い、埋入予定部位に十分な骨が存在するか、画像およびシミュレーションソフトで確認します。埋入部位が決定したら、CT撮影時に使用したサージカルガイドを術中に使用することにより、埋入部位のナビゲーションを行うことができます。この方法では、最終補綴装置の形態が認識しやすく、●トップダウントリートメントによる埋入部位の決定がしやすいのですが、CT撮影後に、埋入部位を変更する場合にはサージカルガイドの修正が必要になります。

　サージカルガイドを埋入部位決定後に製作する方法では、シミュレーションソフトでインプラントの種類および部位を決定後、そのデジタルデータから、●三次元造形装置にて直接サージカルガイドを製作することになります。これらの方法は、シミュレーションソフトに付随するサージカルガイド製作サービスを利用します。通常、サージカルガイドの形態についても、ソフト上で設計を行うことが可能です。

　今後、ナビゲーションは、サージカルガイドによるインプラント埋入手術支援だけでなく、よりリアルタイム性をもったナビゲーションシステムや顎矯正手術における顎骨の位置決定など、さまざまな手術支援に応用されていくでしょう[7]（図17）。

（小川　匠、井川知子）

●トップダウントリートメント

歯科においては、主にインプラント治療において用いられます。補綴主導型ともいわれ、先に想定した理想的な最終補綴装置に基づき、インプラントの埋入位置・方向・本数を決めるインプラント治療の治療計画をいいます。これに対して、オッセオインテグレーションの獲得に有利な位置に埋入を行い、これに応じて補綴装置を設計する外科主導型があります。

●三次元造形装置

デジタルデータを元に立体（三次元）を積層造形する装置で、3Dプリンターとも呼びます。商品開発において、試作を迅速に製作するため開発された方法（ラピッドプロトタイピング）です。積層造形には、光造形法、粉末法、シート積層法、インクジェット法など、材料や積層方法によりさまざまな種類があります（第5章01節「造形、歯科CAD/CAM」参照）。

文　献
1) 佐藤文明ほか：シミュレーション（未来へつなぐデジタルシリーズ 18），共立出版，東京，2013.
2) 中島龍夫編著：画像診断と手術シミュレーション：最近の進歩（形成外科 ADVANCE シリーズ 1-8），克誠堂出版，東京，1995.
3) 矢谷博文，三浦宏之，細川隆司，小川　匠編：クラウンブリッジ補綴学，第5版，医歯薬出版，東京，2014.

4) Ogawa T, Ikawa T, Shigeta Y, Kasama S, et al : Virtual reality image applications for treatment planning in prosthodontic dentistry, Stud Health Technol Inform, 163 : 422-424, 2011.

5) Ihara K, Ogawa T, Shigeta Y, Kawamura N, et al : The development and clinical application of novel connectors for oral appliance. J Prosthodont Res, 55(3) : 184-188, 2011.

6) Otake Y, Suzuki N, Hattori A, Shigeta Y, et al : Real-time mandibular movement analysis system using four-dimensional cranial bone model, Systems and Computers in Japan, 37(8) : 1216-1226, 2006.

7) 小川 匠 : 下顎運動のシミュレーションで進化するこれからの診査・診断－医用工学の観点から－（Focus on Digital Dentistry），QDT, 39(1) : 62-73, 2014.

8) Yamazaki Y, Ogawa T, Shigeta Y, Ikawa T, et al : Clinical performance of dental fiberscope image guided system for endodontic treatment, Stud Health Technol Inform, 163 : 713-715, 2011.

確認しよう！

01 積層造形の方法について<u>誤っている</u>のはどれか。1つ選べ。

a 粉末焼結法
b 型ごと埋没法
c 熱溶融積層法
d インクジェット法
e 光造形法

［解答］ **b**

［解説］ 積層造形法としては、鋳造用レジンなどの光造形法、石膏や金属の粉末を積層する粉末（焼結）法、ABS樹脂を積層する熱溶解積層法、石膏やハードワックスを積層するインクジェット法などがあります。型ごと埋没法は金属の鋳造法です。

---

02 歯科用CAD/CAMシステムにおいて、切削加工法が積層造形法と異なる点はどれか。1つ選べ。

a 装置の製作時間が短縮される。
b トレーサビリティが確保できる。
c 内部が中空の装置の製作が可能である。
d 同じ装置を再製作することが可能である。
e 1度に多数の装置を製作することが可能である。

［解答］ **a**

［解説］ どちらの方法も、CAD/CAMシステムの有用な製作法ですが、切削加工法は積層造形法に比べて、1回に単一の装置を加工することが可能で、切削に要する時間は積層法に比較して短時間です。トレーサビリティの確保や同一の装置の再製作はどちらにも共通する利点です。切削加工では、内部が中空のものは加工できません。

---

03 以下のうち、物理シミュレーションはどれか。2つ選べ。

a 地震発生時の地形変化シミュレーション
b 交通渋滞の発生シミュレーション
c 消費者行動の分析シミュレーション
d 車の衝突シミュレーション
e 船舶の訓練シミュレーション

［解答］ **a、d**

［解説］ 物理シミュレーションは、物理法則で説明できるモデルです。交通渋滞、消費者行動は物理法則では説明できません。

第5章　デジタルデンティストリーの展開

確認しよう！

04 ナビゲーションについて正しいのはどれか。2つ選べ。

a 最も使用されるトラッキングシステムは接触式である。

b 対象となる三次元データとトラッキングシステムが同じでも、ナビゲーションシステムの精度は異なる。

c 歯科において臨床応用されているインプラント治療には、リアルタイム性が高い。

d ナビゲーションは、画像誘導手術（IGS；Image Guided Surgery）とも呼ばれる。

e コンピュータ支援外科（CAS）とは、ナビゲーションを用いた手術のことをいう。

［解答］　**b、d**

［解説］　歯科において臨床応用されているナビゲーションといえるインプラント治療には、サージカルガイドを用いて埋入位置をトレースするため、リアルタイム性は低いといえます。

索引

欧文

ALARA　58
CAD/CAM　102
CAD（Computer-Aided Diagnosis）　80
CBCT　64
CCD　54
CCD カメラ　116
CG　72
CMOS　54
DAP　66
DICOM　43
DIFOTI　59
EBM　20
e-文書法　27
FOV　64
FPD　51
GPS　114
HL7　22
Hounsfield Unit　75
ICRP　58
IHE　22
I.I.　64
IP（Imaging Plate）　55
IP アドレス　12
ISP　9
IVR　85
LAN　9
MFER　21
MFP　52
MR アンギオグラフィ　77
PACS　22
PET-CT　48
RIS　45
ROC 曲線　82

あ行

アーム型　66
アクセス権　24
圧縮　47
アナトミカルクラウン　107
アナログ画像　38
医用画像保存通信システム（PACS）　22
医療情報　20
インクジェット法　105
インターネット　9
エックス線センサ　48
遠隔医療　95
遠隔画像診断　96
遠隔手術ロボット　96

オーダリングシステム　45
オンライン請求　34

か行

階調処理　48
核医学検査　48
カスタムアバットメント　107
画像表示装置　92
画像データ保管装置（サーバ）　93
画像フィルタ処理　50
記憶装置　2
疑似カラー化　75
クラウド　15
クリアスクリーンポリシー　25
経時サブトラクション　85
見読性　27
口内法（デンタル）エックス線画像　54
個人情報　25
コントラスト　49
コンピュータ支援検出／診断（CAD）　80

さ行

サージカルガイド　115
サーフェスレンダリング　78
最大値投影法　77
三次元画像　72
三次元 CAD データ　102
三次元造形装置　117
シェーディング　74
歯科 CAD/CAM システム　105
歯科電子カルテ　31
歯科用コーンビーム CT　64
歯科レセプトコンピュータ　32
4 軸構成　102
実効線量　66
自動診断　80
シミュレーション　111
周波数処理　51
手術シミュレーション　105
術中迅速病理診断　96
真正性　28
診療報酬請求書（総括表）　33
3D プリンタ　102
赤外線 LED　116
積層造形法　103
セキュリティ　24
石灰化度　52
造形　102
即時性（リアルタイム性）　114

た行

多断面再構築法　77

中央演算装置装置（CPU）　2
データベース　16
デジタルエックス線センサ　89
デジタル画像　38
デジタルサブトラクション　85
電子カルテ　27
電子署名　31
頭部エックス線規格撮影（セファログラフィ）　63
匿名化　26
ドット／インチ（dpi）　39
トップダウントリートメント　117
ドメイン　12
ドメインネームシステム（DNS）　13
トモシンセシス機能　62
トラッキングシステム　115
トレーサビリティ　106

な行

ナビゲーション　114
ネットワーク　8
熱溶解積層　105
ノイズ成分　50
濃度階調　41
濃度調整　49

は行

バーチャル咬合器　107
バイト　3
ハイパーテキスト　12
パウダーレス　107
発生源入力　33
パノラマエックス線撮影　59
光造形法　103
ピクセル　38
ビット（bit）　3, 40
病院情報システム（HIS）　20
プロビジョナルレストレーション　112
分解能　116
粉末法　105
ボクセル　72
保存性　28
ボリュームレンダリング　78

ら行

ラピッドプロトタイピング　102
ラピッドマニファクチュアリング　103
リレーショナル型データベース　16
ルータ　8
レーザービーム　105
レジストレーション　115
ログイン　24

デジタルデンティストリー
医療情報とデジタル画像 超入門

ISBN 978-4-8160-1279-2

© 2015. 1. 8　第1版　第1刷

編　　　集	有地榮一郎　勝又明敏　小林　馨	
	櫻井　孝　藤田広志　本田和也	
発　行　者	永末英樹	
印　刷　所	株式会社サンエムカラー	
製　本　所	藤原製本株式会社	

発行所　株式会社　**永末書店**

〒602-8446　京都市上京区五辻通大宮西入五辻町 69-2
(本社) 電話 075-415-7280　FAX 075-415-7290　(東京店) 電話 03-3812-7180　FAX 03-3812-7181
永末書店 ホームページ http://www.nagasueshoten.co.jp

＊内容の誤り、内容についての質問は、弊社までご連絡ください。
＊刊行後に本書に掲載している情報などの変更箇所および誤植が確認された場合、弊社ホームページにて訂正させていただきます。
＊乱丁・落丁の場合はお取り替えいたしますので、本社・商品センター(075-415-7280)までお申し出ください。

・本書の複製権・翻訳権・翻案権・上映権・譲渡権・貸与権・公衆送信権（送信可能化権を含む）は、株式会社永末書店が保有します。

JCOPY ＜(社)出版者著作権管理機構　委託出版物＞

本書の無断複写は著作権法上での例外を除き禁じられています。複写される場合は、そのつど事前に、(社)出版者著作権管理
機構（電話 03-3513-6969、FAX 03-3513-6979、e-mail: info@jcopy.or.jp）の許諾を得てください。